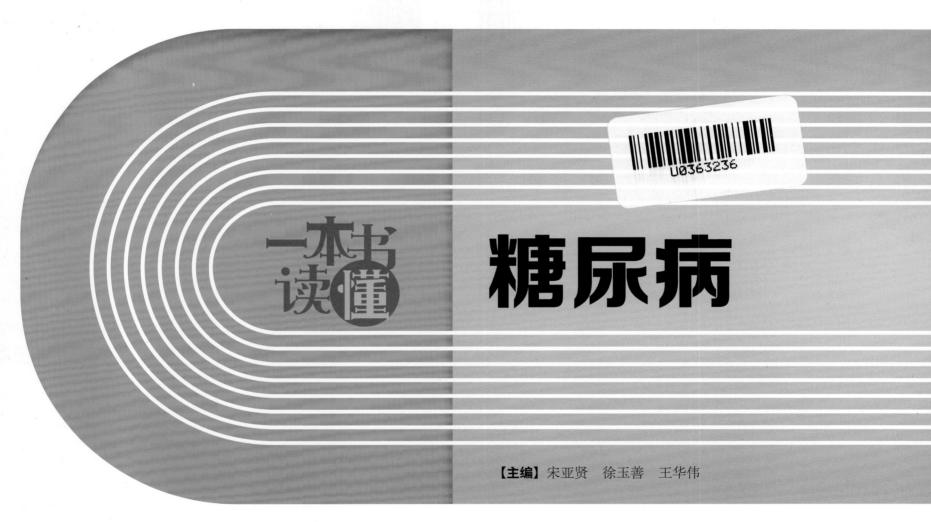

一本书读懂

糖尿病

【主编】宋亚贤　徐玉善　王华伟

YNK 云南科技出版社
·昆明·

图书在版编目（CIP）数据

一本书读懂糖尿病 / 宋亚贤 , 徐玉善 , 王华伟主编
. -- 昆明 : 云南科技出版社 , 2024.5
ISBN 978-7-5587-5596-5

Ⅰ . ①一… Ⅱ . ①宋… ②徐… ③王… Ⅲ . ①糖尿病
—防治 Ⅳ . ① R587.1

中国国家版本馆 CIP 数据核字 (2024) 第 094621 号

一本书读懂糖尿病

YI BEN SHU DUDONG TANGNIAOBING

主编 宋亚贤　徐玉善　王华伟

出 版 人：温　翔
策　　划：温　翔　胡凤丽
责任编辑：汤丽鋆　王艺桦
整体设计：长策文化
责任校对：秦永红
责任印制：蒋丽芬

书　　号：ISBN 978-7-5587-5596-5
印　　刷：昆明亮彩印务有限公司
开　　本：787mm×1092mm　1/16
印　　张：8.5
字　　数：132 千字
版　　次：2024 年 5 月第 1 版
印　　次：2024 年 5 月第 1 次印刷
定　　价：68.00 元

出版发行：云南科技出版社
地　　址：昆明市环城西路 609 号
电　　话：0871-64120740

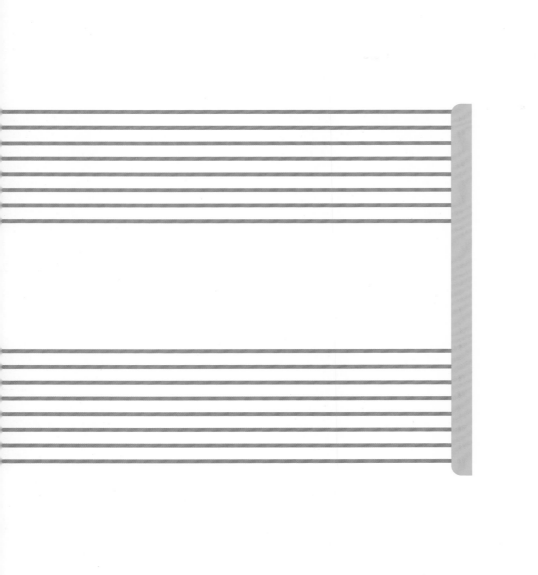

编委会名单

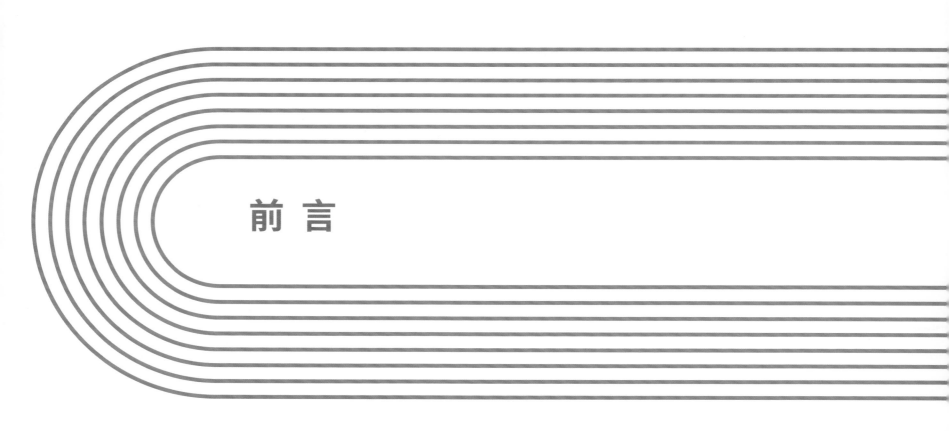

前言

糖尿病，这是一个在现代社会日益普遍的名词，它或许已经潜入许多人的生活中。然而，对于这一随处可见的慢性代谢性疾病，您真的了解它吗？您是否知道如何预防它？又该如何应对它的挑战？《一本书读懂糖尿病》正是为了解答这些问题而诞生的。作为一本内容全面、深入浅出、图文并茂的糖尿病知识手册，不论是已被确诊为糖尿病的患者，还是关注自身健康的普通人，它都能提供帮助，让您读得懂，记得住，用得上。

本书包含七个章节，每个章节都紧扣糖尿病的主题，逐步展开陈述，层层深入。从"认识糖尿病"开始，我们带您走进糖尿病的世界，了解它的成因、分类以及可能带来的并发症。接着，我们详细解析糖尿病的诊断过程和诊断标准，让您了解自己的健康状况。在"得了糖尿病要怎么治疗"这一章节中，我们将介绍糖尿病的常用治疗方法，包括药物治疗、饮食治疗和运动治疗等。我们详细解释每种治疗方法的原理、效果和注意事项，帮助您选择最适合自己的治疗方案。

当然，对于糖尿病，预防同样重要。在"如何预防糖尿病"这一章节中，我们将分享一些实用的预防措施，帮助您通过改变生活方式来降低患糖尿病的风险。我们将从饮食、运动、心理调节等多个方面给出建议，让您的生活既有健康，也有乐趣。对于已经确诊的糖尿病患者来说，"得了糖尿病我该如何管理自己的生活"无疑是一个重要的问题。在这一章节中，我们将从饮食、运动、药物治疗等多个方面为您提供实用的生活管理建议。我们希望这些建议能够帮助您更好地控制病情，提高生活质量。

此外，本书还设有"关于糖尿病，我还有这些问题想问"和"孕妈警惕！妊娠糖尿病逐渐高发"两个章节。前者针对备受关注的热点问题进行了详细的解答，让您对糖尿病有更全面的了解；后者则特别阐述了妊娠期糖尿病这一话题，为准备怀孕或已经怀孕的妈妈们提供了专业的指导和建议。

总的来说，《一本书读懂糖尿病》是一本集科学性、实用性和可读性于一体的糖尿病知识手册。我们希望通过这本书传播和普及糖尿病的相关知识，让更多的人对糖尿病有更深刻的认识，让糖尿病患者有信心面对它、重视它、做好病情控制和生活方式管理；让健康人群掌握预防糖尿病的措施，养成良好的生活习惯，捍卫自己的健康。

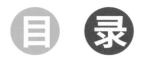

目 录

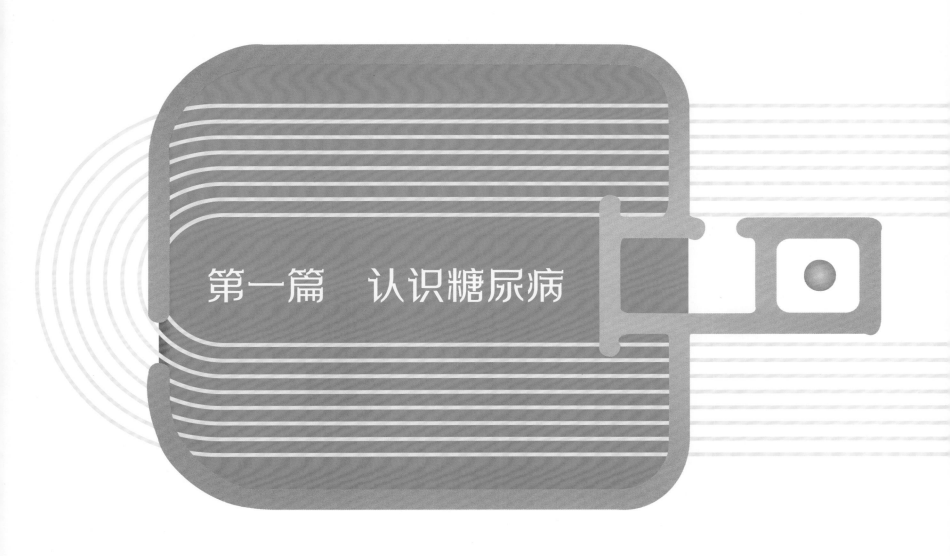

第一篇　认识糖尿病

糖尿病，顾名思义，就是得了糖尿病后尿液里会出现糖。这听起来似乎对身体健康没什么影响，但事实上，不仅糖尿病本身会对人体造成一定程度的危害，其导致的一系列并发症也是危害人体健康的罪魁祸首。

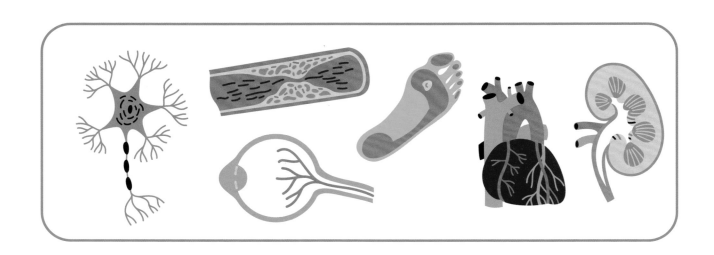

血糖是什么？

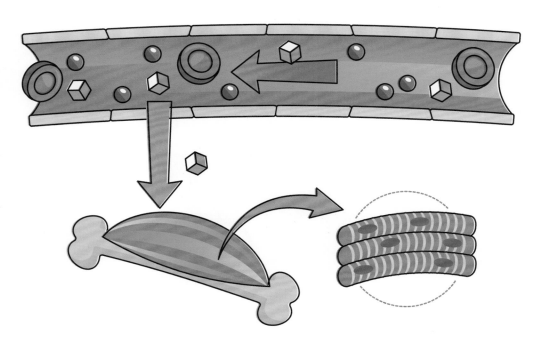

　　血糖就是血液中的葡萄糖，血糖水平就是血液中葡萄糖的含量。葡萄糖是人体许多组织和器官的能量来源。尤其是脑细胞，它的主要能量来源就是葡萄糖。

　　人要吃饭才能存活，细胞同样也要"吃饭"才能存活，而血液中的葡萄糖，就是人体各种细胞的"主食"。所以，血液中的葡萄糖只有维持在一个相对稳定的水平才能保障细胞的正常生活。血糖水平过高或者过低，都会引起细胞"营养不均衡"。细胞如果遭遇营养不均衡，就会不正常凋亡；细胞如果不正常凋亡，机体就会出现相应的病症。

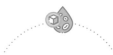

正常的血糖水平是多少?

正常情况下，人体通过营养成分（如葡萄糖、脂肪酸、氨基酸等）的调节、神经调节和体液调节让血糖维持在一定的范围内，使身体各项生命活动正常进行。但在遗传因素、不良生活习惯和环境因素的作用下，人体对血糖的调节会受到影响，从而导致血糖水平发生变化，出现血糖升高或降低的情况。

空腹血糖的正常范围在3.9～6.1mmol/L。

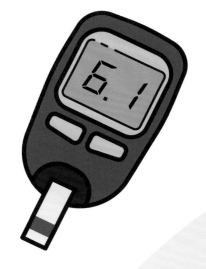

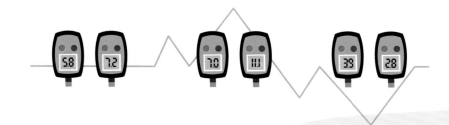

糖代谢状态分类（WHO 1999）

糖代谢分类	静脉血浆葡萄糖（mmol/L）	
	空腹血糖（FPG）	糖负荷2小时血糖
正常血糖	< 6.1	< 7.8
空腹血糖受损（IFG）	6.1 ~ < 7.0	< 7.8
糖耐量减低（IGT）	< 7.0	7.8 ~ < 11.1
糖尿病（DM）	≥ 7.0	≥ 11.1

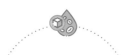

血糖从哪里来，又要到哪里去呢？

🌱 血糖从哪里来？

　　人体是由一个个细胞组成的，人吃进去的食物，其实最终是为了喂养细胞。当我们进食之后，消化器官就开始工作了。它们分泌各种消化液，再加上胃和肠的蠕动，使牙齿咬碎的食物被不断研磨搅拌，分解成更细小的微粒，其中的精华——葡萄糖和其他营养物质就这样被分离出来了。葡萄糖被小肠吸收到血液当中，就成为了血糖。

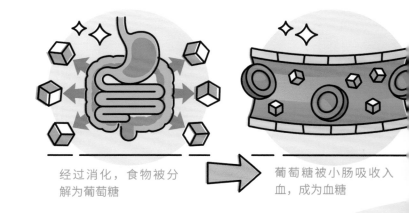

经过消化，食物被分解为葡萄糖

葡萄糖被小肠吸收入血，成为血糖

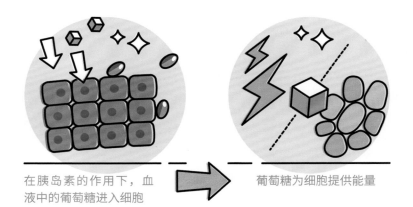

在胰岛素的作用下，血液中的葡萄糖进入细胞

葡萄糖为细胞提供能量

🌱 血糖又要到哪里去呢?

人一天吃三顿饭，如果从食物中获取的葡萄糖全部储存在血液里，那不人人都有高血糖了？大家可别忘了，葡萄糖是人体各细胞的主要粮食，待在血液里可不是它们的使命。血液循环是人体运输营养的通道，它遍布全身各处，葡萄糖随着血液循环会被运输到各个组织细胞。此时，在葡萄糖搬运工——胰岛素的作用下，血液中的葡萄糖会被送进细胞里，从而被细胞吸收利用。也就是说，只要"工人"——胰岛素正常工作，血液中的葡萄糖就会顺利进入细胞里，从而实现血糖的稳定。

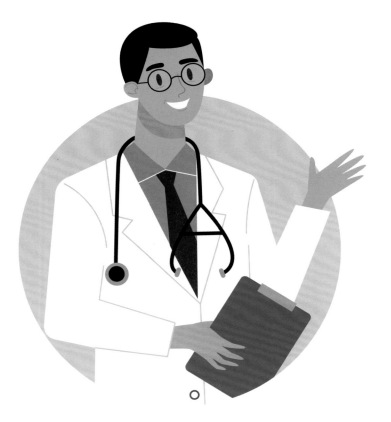

什么是糖尿病?

　　糖尿病是一种以高血糖为特征的代谢性疾病。高血糖则是由于胰岛素分泌缺陷或胰岛素生物作用受损或两者兼有，使得葡萄糖的转运工作无法正常进行所导致。高血糖如果长期得不到纠正会导致多个器官，特别是眼、肾、心脏、血管、神经发生慢性损害，出现功能障碍。

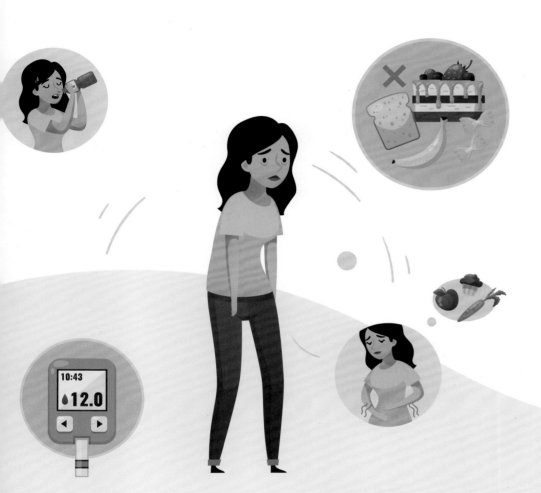

糖尿病有哪些分型?

　　胰岛素生成障碍导致的糖尿病为 1 型糖尿病，胰岛素转运葡萄糖的功能不能正常发挥导致的糖尿病为 2 型糖尿病。此外，糖尿病还包括近年来多发的妊娠糖尿病和特殊类型糖尿病。但是，以 1 型糖尿病和 2 型糖尿病最为常见。

1 型糖尿病

1型糖尿病又叫胰岛素依赖型糖尿病，其发病可能与免疫因素、遗传因素、环境因素有关。由于患者的胰岛β细胞被破坏，无法生成胰岛素，进而发生1型糖尿病。患者往往在儿童期发病，可表现出典型的多饮、多食、多尿、体重下降的"三多一少"症状。

2 型糖尿病

2型糖尿病又叫非胰岛素依赖型糖尿病，多由环境因素和遗传因素共同作用引起。这类患者的部分胰岛β细胞能正常分泌胰岛素，但由于机体存在胰岛素抵抗，胰岛素无法正常发挥作用而出现高血糖。40岁以上的人群发病率较高，大多数患者起病隐匿且缓慢，部分患者可出现皮肤感染、视力改变等症状。

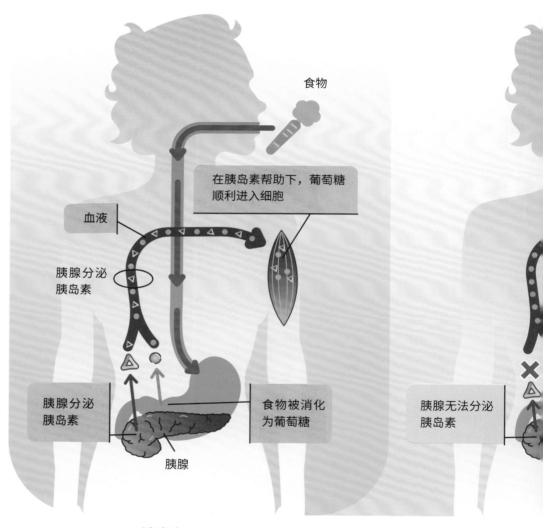

食物

在胰岛素帮助下，葡萄糖顺利进入细胞

血液

胰腺分泌胰岛素

胰腺分泌胰岛素

食物被消化为葡萄糖

胰腺无法分泌胰岛素

胰腺

健康人

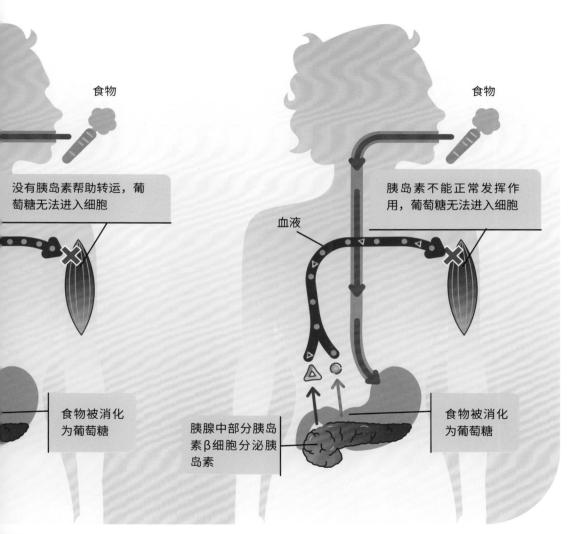

食物

没有胰岛素帮助转运，葡萄糖无法进入细胞

食物被消化为葡萄糖

胰腺中部分胰岛素β细胞分泌胰岛素

型糖尿病患者

食物

胰岛素不能正常发挥作用，葡萄糖无法进入细胞

血液

食物被消化为葡萄糖

2型糖尿病患者

🌱 妊娠糖尿病

妊娠糖尿病常在妊娠期被发现，患者会出现轻度无症状的血糖增高，大多数人分娩后血糖可以恢复至正常水平。

🌱 特殊类型糖尿病

此类糖尿病包括单基因糖尿病和继发性糖尿病。单基因糖尿病是一种遗传病。此类患者存在基因缺陷导致胰岛β细胞发育异常，无法正常分泌胰岛素。

继发性糖尿病是继发于药物影响或其他病症的糖尿病，比如糖皮质激素所致的糖尿病、线粒体基因突变糖尿病、感染所致的糖尿病等。此类患者也可出现典型的"三多一少"症状。

我为什么会得糖尿病?

　　正如前文所讲,胰岛素正常工作是维持血糖稳定的关键。人不可能不吃饭,吃饭必然会引起血糖的上升,而能否把血液中的葡萄糖顺利转移进细胞内,就成了维持血糖水平的关键。如果胰岛β细胞不能正常工作,"工人"的数量不够(胰岛β细胞结构破坏或功能障碍,导致胰岛素分泌不足),就会导致1型糖尿病。而如果"工人"的数量虽然充足,但是无法将血糖搬入细胞内或细胞"拒收"葡萄糖,就会导致血糖无法进入细胞的情况(胰岛素抵抗),这种情况就是2型糖尿病。葡萄糖不能被身体有效地利用,就会在血液中堆积,形成高血糖的状态。

　　在高血糖的状态下,机体不会坐以待毙。大脑会命令胰岛不断分泌胰岛素,希望把血液中的葡萄糖降下去,这就是糖尿病前期胰岛素代偿性增多的原因。然而,胰岛的力量也是有限的,胰岛超负荷工作时间长了,其功能就会减退,就再也无法分泌胰岛素了,血糖水平仍旧处于失控的状态。与此同时,血液中过多的葡萄糖无法被身体吸收会随原尿进入肾脏。肾脏的过滤能力有限,无法重吸收高量的葡萄糖,只能让多余的葡萄糖随尿液排出体外,于是尿液中就有了糖,"糖尿病"也由此产生。

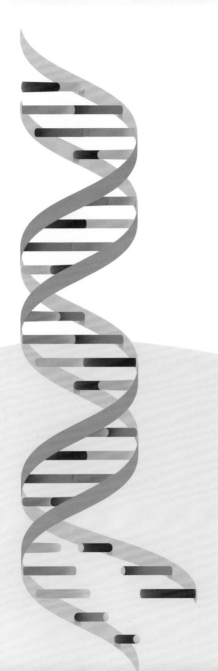

糖尿病会遗传吗？

有研究显示，在同卵双胞胎中1型糖尿病同病率达30%～40%；同卵双胞胎中2型糖尿病同病率接近100%。这两个数据均提示遗传因素在1型糖尿病和2型糖尿病的发病中起重要作用，但2型糖尿病起病和病情进展受环境因素的影响也很大。

因此，有糖尿病家族史的朋友在日常生活中应该：①注意饮食；②做好体重管理，避免肥胖带来的胰岛素抵抗；③通过运动改善胰岛素抵抗；④定期检测血糖；⑤当出现多饮、多食、多尿、体重减轻的典型糖尿病"三多一少"症状时，及时到医院寻求专业的诊断并及早治疗。

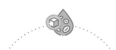
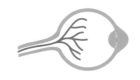
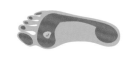

糖尿病会给我的健康带来哪些危害？

糖尿病带来的健康威胁大致可分为三类，分别是急性物质代谢紊乱、多种器官功能障碍，以及慢性物质代谢紊乱。

🌱 急性物质代谢紊乱

内环境的稳态是机体发挥正常功能必不可少的条件。在我们体内有各种各样的离子，比如H^+、HCO_3^-、K^+、Mg_2^+、Ca_2^+等，这些离子的浓度只有维持在一定范围内才能使机体正常工作。如果H^+和HCO_3^-浓度异常，就会导致酸碱代谢紊乱，也就是临床上常见的酸中毒、碱中毒，如糖尿病常见酮症酸中毒（DKA）、糖尿病乳酸性酸中毒等。而其他离子的浓度异常则会导致电解质紊乱，甚至是水代谢紊乱，比如高血糖高渗透压综合征（HHS）。

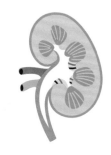

🌱 多种器官功能障碍

糖尿病可以导致多个器官的功能障碍，包括糖尿病性眼病、糖尿病性脑病、糖尿病性心脏病、糖尿病性神经病变、糖尿病性肾病、糖尿病足等。这一系列并发症不仅会让患者的生活质量受到极大影响，还会严重威胁患者的生命。

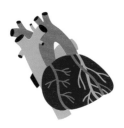

🌱 慢性物质代谢紊乱

总结起来，慢性物质代谢紊乱就是人们常说的糖尿病"三多一少"：多食、多尿、多饮、体重减轻。

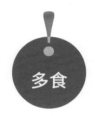

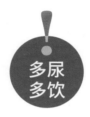

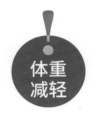

因为细胞"吃不饱、肚子饿"，患者也经常感到饥饿，饭量也就随之大大增加。

由于血液中的糖无法进入细胞内，都堆积在血液中会损伤机体，肾脏就会加大对糖的排泄。尿糖排出增多导致的渗透性利尿就会导致患者尿量增加、频频口渴，进而增加饮水量。

由于患者体内的糖不能被细胞正常利用，细胞为了不被"饿死"，不得不动用脂肪和蛋白质中储备的能量，从而导致机体的脂肪和蛋白质被大量分解，患者表现出无力、消瘦等症状。

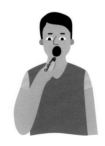

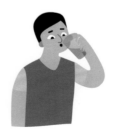

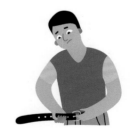

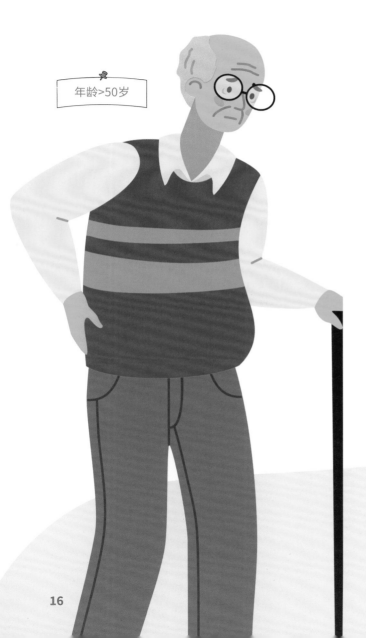

年龄>50岁

哪些人容易患上糖尿病?

　　随着人们生活水平的提高，糖尿病已成为常见病、多发病。2008年，中华医学会糖尿病学分会（CDS）组织的糖尿病流行病学显示，在20岁以上的人群中，糖尿病患病率为9.7%，成人糖尿病患者总数达9240万。目前，糖尿病发病率呈现快速增长趋势，以下这几类人群更容易被糖尿病盯上！

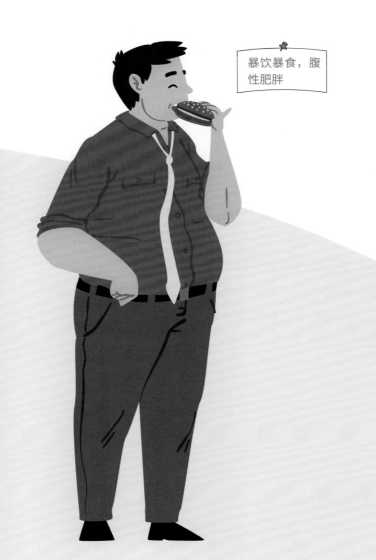

暴饮暴食，腹性肥胖

>> 有糖尿病家族史的人群。一般一级亲属有患糖尿病的，子女也更容易患病。

>> 肥胖的人群。肥胖的人群更易发生胰岛素抵抗。

>> 高血压、高血脂的人群。高血压、高血糖、高血脂，这"三高"通常会合并发生。

>> 50岁以上的人群。随着年龄增加，组织细胞对胰岛素的敏感性会降低，逐渐产生胰岛素抵抗。

>> 长期吸烟、喝酒者。

>> 长期熬夜、作息不规律者。睡眠缺乏、作息不规律很容易导致内分泌紊乱，细胞对胰岛素的敏感性降低。

>> 缺乏运动者。长期不运动的人更容易肥胖，细胞对胰岛素的敏感性也会大大降低。

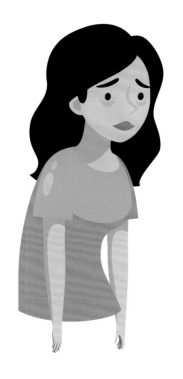

>> 长期接受抗抑郁药物治疗者。研究发现，长期应用抗抑郁药的患者更容易患2型糖尿病。虽然其中的因果关系尚未确定，但鉴于部分抗抑郁药会导致患者体重增加，故而部分抗抑郁药被认为可能导致2型糖尿病的患病风险提高。抗抑郁药的种类和使用时间与糖尿病的发病风险直接相关[1]。

如今，糖尿病发病呈现年轻化趋势，糖尿病不再是中老年人群的专有疾病，它逐渐盯上了二三十岁的年轻人。无论什么年龄段，都不能对糖尿病掉以轻心。生活习惯与糖尿病的发病关系密切。只有养成良好的生活习惯、定期检测血糖，才能够有效控制血糖水平、降低罹患糖尿病的风险。

[1] 苑杰，严辞，李永秋，等. 抗抑郁药物长期治疗的潜在风险性 [J]. 中国新药与临床杂志,2016,35(07):464-468.

我是不是得糖尿病了?

糖尿病最典型的表现就是人们常说的"三多一少"。"三多"是指多食、多饮、多尿，即吃得多、喝得多、尿也多。"一少"指的是体重减轻，消瘦。此外，一些患者在糖尿病初期也会出现乏力、没精神、视力下降等症状。这些症状都是血糖升高所导致的。

如果出现了"三多一少"症状，应尽快到医院内分泌科进行检查。一旦确诊糖尿病，要及时控制血糖，以避免出现严重的并发症。

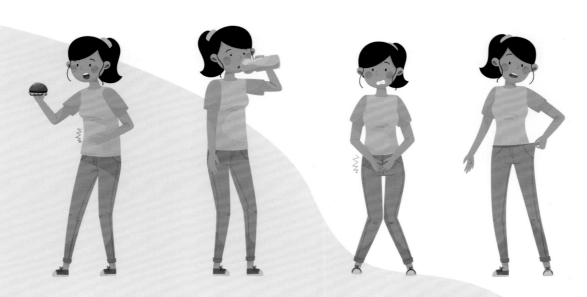

口干、多饮，就一定是得了糖尿病吗？

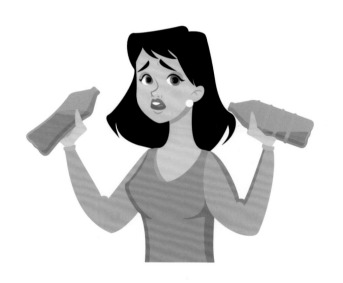

出现口干、多饮的症状，大多数人首先想到的就是糖尿病导致的，这似乎也很符合糖尿病典型的"三多一少"症状中的部分症状。但是诊断糖尿病不仅是根据人们的自觉症状，还需要结合实验室检查的客观证据。这些证据在下文将会有详细的介绍。

引起口干、多饮的疾病还有很多，不能只考虑糖尿病，还需要与尿崩症、甲状腺功能亢进症（甲亢）、精神性烦渴、干燥综合征、慢性肾脏疾病等疾病相鉴别。此外，服用某些药物也可能会导致口干、多饮。

如果您出现口干、多饮症状，怀疑自己是糖尿病，可以先在家测个血糖看看。如果血糖确实升高了，就要到医院就诊，进行相关检查以明确是否是糖尿病。

尿崩症

尿崩症除了口干、多饮外，尿量也明显增加，且比糖尿病尿量增加更为明显，尿液以低比重尿（尿比重一般低于1.005）和低渗尿为特征。

甲亢

甲状腺功能亢进症的患者也有口干、多饮的症状。除此之外，因甲状腺素分泌过多，代谢功能亢进，患者表现为进食很多，但消瘦明显，还可有精神紧张、焦虑、突眼、甲状腺肿大等合并症状。

精神性烦渴

精神性烦渴的患者口干、多饮的症状多与精神因素相关。

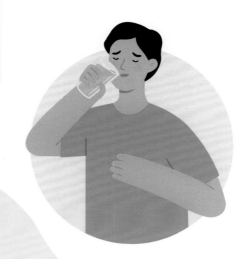

🌿 干燥综合征

干燥综合征是一种自身免疫性疾病。该病患者口干、多饮的原因是自身产生的抗体破坏了唾液腺，使之不能分泌足够的唾液润湿口腔。由于唾液分泌减少，患者还可能出现吞咽困难，并发胃食管反流性疾病。该病患者还可有猖獗性龋齿。

🌿 慢性肾病

慢性肾病主要是肾小管疾病。因肾脏的浓缩功能减退，尿液排出过多进而导致口干、多饮。医生会安排患者接受肾功能和电解质检查进行鉴别。

🌿 药物影响

服用阿托品等M受体拮抗剂、氯丙嗪、马来酸氯苯那敏、硫利达嗪等药物也会导致口干、多饮的情况。

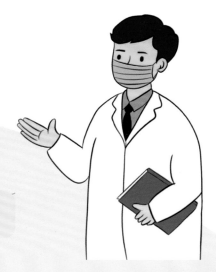

小贴士：

想要及早发现糖尿病，防治其并发症，一定要定期进行健康体检哦！

糖尿病早期有哪些症状？

糖尿病早期一般没有症状，不容易被发现。患者一般是在体检时或者因为其他疾病接受检查时发现血糖水平不正常。

什么是糖尿病前期？

糖尿病前期是介于糖尿病性高血糖和正常血糖之间的一种中间状态，也就是血糖异常增高，但尚未达到糖尿病诊断标准的一种状态，是正常人向糖尿病患者转化的一种危险状态，是糖尿病的预警信号。

糖尿病前期包括空腹血糖受损和糖耐量减低。

>> **空腹血糖受损：测得空腹血糖值位于6.1～6.9mmol/L之间。**

>> **糖耐量减低：餐后2小时血糖位于7.8～11.0mmol/L之间。**

研究显示，糖尿病前期的患者患心血管疾病的风险会明显增加，并且，如果对糖尿病前期不加以控制，就有可能会发展为糖尿病。事实上，糖尿病前期并不少见，我国成人中糖尿病前期的患病率为35.7%，并且呈现逐年上升的趋势。

所以，如果有条件，建议大家做好血糖监测，对糖尿病前期做到早发现、早干预，减少糖尿病前期带来的危害。

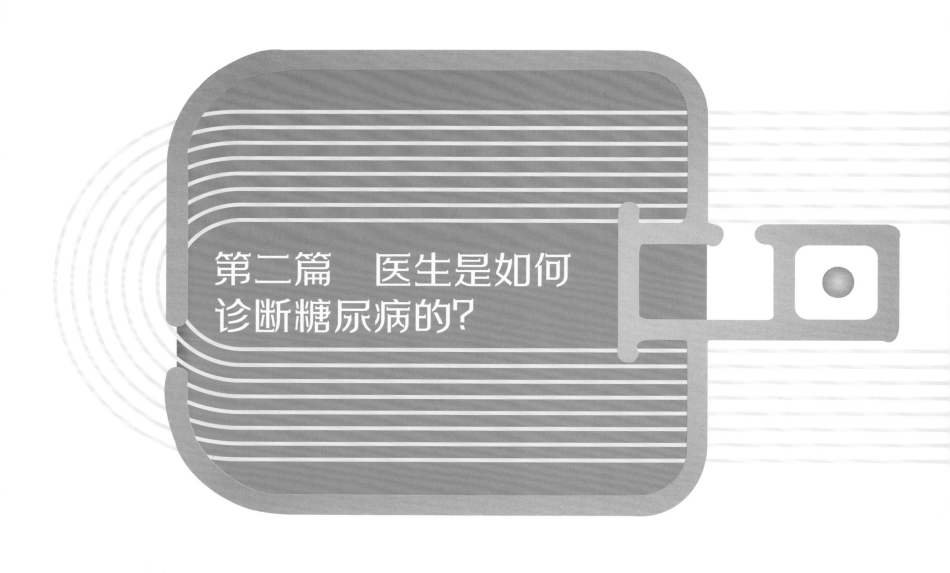

第二篇　医生是如何诊断糖尿病的?

怀疑自己得了糖尿病，我该去哪个科就诊?

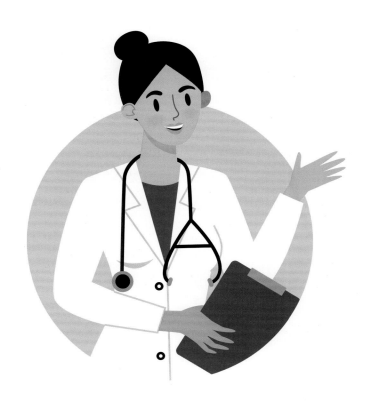

糖尿病患者，尤其是初次去医院就诊的患者，最好选择正规医院的内分泌科或糖尿病专科挂号就诊。此外，糖尿病除了药物治疗，生活方式干预也是非常重要的治疗手段。而大医院的糖尿病专科通常设立有营养咨询门诊，可以为糖尿病患者提供饮食调整以及运动建议等多方面的指导。

去医院前我应该做好哪些准备？

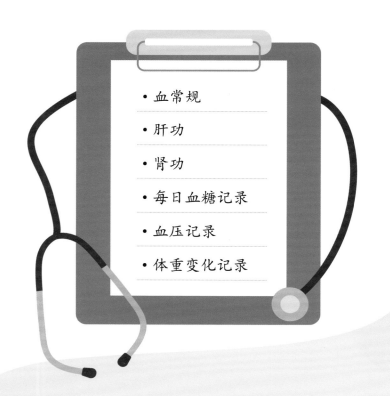

- 血常规
- 肝功
- 肾功
- 每日血糖记录
- 血压记录
- 体重变化记录

就诊时可以携带自己的病历资料和近期的检查报告单，如血常规、肝功、肾功报告等，以及自己在家中自测的每日血糖记录、血压记录和体重变化记录。

到医院后再次测血糖是必要的。建议就诊前一天晚8点起禁食，就诊当天早晨先暂停其他药物，以免对检查结果造成影响。

尽早空腹到医院就诊，以免空腹时间过长影响血糖检测结果。

就诊时医生一般会询问下列问题，可以提前整理好相关信息，以便提高诊治效率。

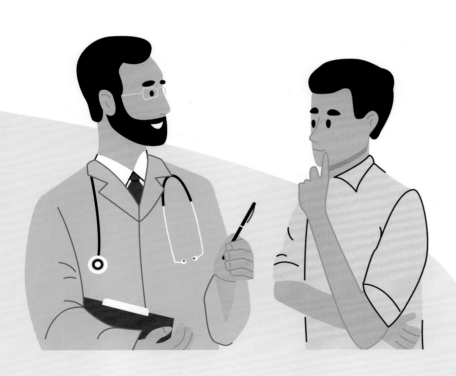

>> 最近哪里不舒服？持续了几天？

>> 体重下降了多少？食量增加了多少？

>> 每天尿量多少？饮水多少？

>> 有无心悸、乏力、视力下降等伴随症状？

>> 大便正不正常？睡眠好不好？

>> 有没有到别的医院做过检查？检查结果是什么？

>> 家族里有没有糖尿病患者？

>> 有没有药物过敏史？

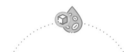

诊断糖尿病需要做哪些检查?

糖尿病相关检查通常包括**血液检查**和**尿液检查**。

　　不论是血液检查还是尿液检查,检查报告上一般都会把结果异常的项目用特殊颜色的箭头标明。"↑"代表该项指标异常增高, "↓"代表该项指标异常降低。需要重点关注这些有箭头的项目。

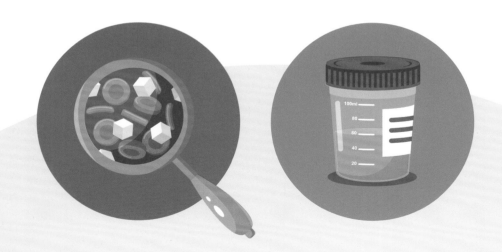

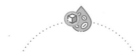

诊断糖尿病的血液相关检查

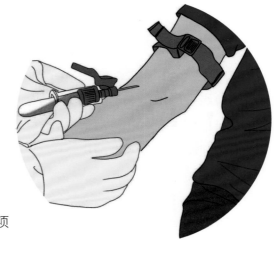

🌱 血糖（BS）

说到诊断糖尿病，血糖水平必然是"金标准"，是最重要的检查项目。血糖包括空腹血糖和餐后2小时血糖。

空腹血糖

正常值：3.9～6.1mmol/L。

空腹血糖调节受损：6.1～6.9mmol/L。

考虑糖尿病：空腹血糖≥7.0mmol/L。

餐后2小时血糖

正常值：餐后2小时血糖＜7.8mmol/L。

糖耐量异常：7.8～11.0mmol/L。

考虑糖尿病：餐后2小时血糖≥11.1mmol/L。

🌿 血酮（BK）

血酮指的是血液中酮体的含量。当血酮过高时，糖尿病患者就会出现医生常说的"糖尿病酮症酸中毒"。

正常值：0.03～0.05 mmol/L。

怀疑酮症酸中毒：BK＞0.05 mmol/L。

🌿 糖化血红蛋白（HbA1c）

血红蛋白中某些特殊分子部位会与葡萄糖结合而形成糖化血红蛋白，它可以反映近2～3个月的平均血糖水平，是评估糖尿病患者长期血糖控制情况的重要指标。

正常值：4%～6%。

怀疑糖尿病：HbA1c≥6.5‰。

🌿 糖化血清白蛋白（GA）

GA可反映检查前2～3周的平均血糖水平，也可用于糖尿病筛查。

正常值：10.8%～17.1‰。

🌱 胰岛功能测定

胰岛功能测定用来评估胰岛β细胞的分泌功能，是判断糖尿病类型及指导治疗的重要依据。

🌱 血清胰岛素检测

血清胰岛素检测可用于了解胰岛β细胞基础功能状态以及储备功能状态。

空腹胰岛素

正常值：10～20mU/L。

1型糖尿病：空腹胰岛素明显降低。

2型糖尿病：空腹胰岛素可正常、稍高或减低。

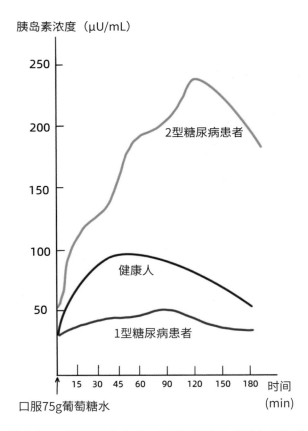

健康人、1型糖尿病患者、2型糖尿病患者胰岛素释放
试验血浆胰岛素浓度对比

昆明医科大学第一附属医院报告单
Report of First Affiliated Hospital of Kunming Medical University
临床化学室

姓名：xxx　　　　科室：内分泌科　　病人类型：门诊　　　　流水号：1234567
性别：男　　　　　病区：　　　　　　诊疗号：0000000　　费用类型：自费
年龄：56岁　　　　床号：　　　　　　标本类型：血　　　　检测仪器：xxxxxxx
临床诊断：糖尿病？
医生备注：　　　　　　　　　　　　　检验编号：12345678
申请项目：血液生化
备注：

项目名称	缩写	结果	单位	参考区间	实验方法
1总蛋白	TP	72.00	g/L	65.00~85.00	双缩脲法
2白蛋白	ALB	47.20	g/L	40.00~55.00	溴甲酚法
3球蛋白	GLB	24.80	g/L	20.00~40.00	计算值
4白蛋白/球蛋白	ALB/GLB	1.90		1.20~2.40	
5丙氨酸氨基转移酶	ALT	44.60	IU/L	9.00~50.00	IFCC法
6天门冬氨酸氨基转移酶	AST	29.10	IU/L	15.00~40.00	比色法
7A/A		1.88			
8总胆红素	TB	14.80	μmol/L	<23.00	重氮法
9直接胆红素	DBLL	4.70	μmol/L	<8.00	重氮法
10间接胆红素	IDBLL	10.00	μmol/L	<15.00	计算值
11碱性磷酸酶	ALP	66.00	IU/L	45.00~125.00	速率法
12r-谷氨酰转移酶	GGT	51.00	IU/L	10.00~60.00	速率法
13肌酐	CRE	75.00	μmol/L	57.00~97.00	酶法
14尿酸	UA	313.00	μmol/L	208.00~428.00	尿酸酶比色法
15尿素	UREA	5.10	mmol/L	3.10~8.00	脲酶速率法
16葡萄糖	GLU	11.63 ↑	mmol/L	3.20~5.60	己糖激酶法
17钾	K	4.32	mmol/L	3.50~5.30	离子选择性电极法
18钠	Na	139.00	mmol/L	137.00~147.00	离子选择性电极法
19氯	Cl	102.00	mmol/L	99.00~110.00	离子选择性电极法
20钙	Ca	2.42	mmol/L	2.11~2.52	硝基-5-甲基-酶法
21总胆固醇	TC	4.78	mmol/L	<5.72	胆固醇氧化酶法
22甘油三酯	TG	4.70 ↑	mmol/L	<2.25	比色法
23高密度脂蛋白胆固醇	HDL-C	0.79 ↓	mmol/L	>0.9	酶比色法
24低密度脂蛋白胆固醇	LDL-C	2.31	mmol/L	<3.33	酶比色法

采集时间：2022-12-30　　签收日期：2022-12-30　　申请医师：XXX　　采样护士：XXX
报告时间：2022-12-30　　打印时间：2022-12-30　　检验医师：XXX　　审核医师：XXX

血清 C- 肽检测

C-肽是由胰岛素原经蛋白水解酶的催化作用下分解下来的与胰岛素等分子的肽类物，可间接反应胰岛素的真实水平。

空腹血清C-肽

正常值：0.3~1.3nmol/L。

1型糖尿病：空腹血清C-肽明显降低。

2型糖尿病：空腹血清C-肽可正常、稍高或减低。

C-肽释放试验

由于胰岛素原分解所得胰岛素与C-肽比例相等，因此，C-肽释放试验所得结果与胰岛素释放试验所得曲线图相似。

糖尿病自身抗体检查

主要用于糖尿病的分型。主要包括谷氨酸脱羧酶抗体（GADA）、胰岛素自身抗体（IAA）、胰岛细胞抗体（ICA）等。

若这些抗体呈阳性（+），则怀疑1型糖尿病。

诊断糖尿病的尿液相关检查

💚 24 小时尿微量白蛋白定量

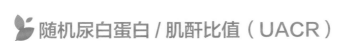

>> 正常值：24小时尿微量白蛋白定量＜30mg/24h。

>> 微量白蛋白尿：24小时尿微量白蛋白定量30～299mg/24h。

>> 大量白蛋白尿：24小时尿微量白蛋白定量≥300mg/24h。

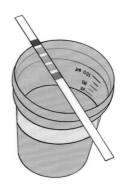

💚 随机尿白蛋白 / 肌酐比值（UACR）

>> 正常值：ACR＜30mg/g。

>> 微量白蛋白尿：ACR30～299mg/g。

>> 大量白蛋白尿：ACR≥300mg/g。

对糖尿病患者而言，当糖尿病肾病发展到Ⅲ期时，尿液中即可检测出微量白蛋白。尿微量白蛋白阳性是提示早期糖尿病肾病的一个敏感指标，糖尿病肾病越早诊断，预后越好，越能够延缓或避免糖尿病所致的肾功能不可逆性衰退。

💚 尿常规

若尿糖、尿蛋白、尿酮体、尿白细胞等指标异常增高，则提示患者可能存在肾脏病变或酮症酸中毒。

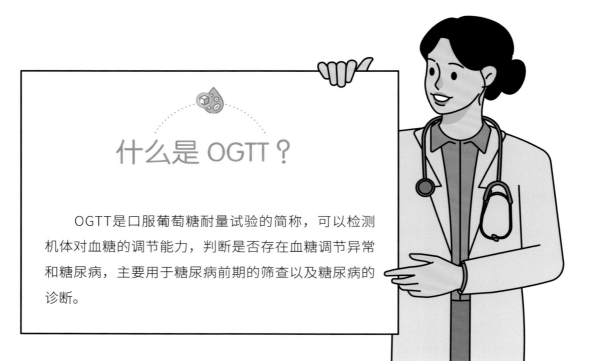

什么是 OGTT？

　　OGTT是口服葡萄糖耐量试验的简称，可以检测机体对血糖的调节能力，判断是否存在血糖调节异常和糖尿病，主要用于糖尿病前期的筛查以及糖尿病的诊断。

　　OGTT检测前需要空腹至少8小时，即检查前1天晚10点开始就要禁食，不能再吃东西。

　　检查当天最好在早晨8点前空腹静脉取血，取血后，在3～5分钟内喝下含有75g葡萄糖的280mL温水。75g葡萄糖指的是无水葡萄糖，而在医院里开具的是含有结晶水的葡萄糖。75g无水葡萄糖与82.5g含水葡萄糖对胰岛的刺激作用是一样的。

　　从喝第一口开始计时，分别于30分钟（半小时）、60分钟（1个小时）、120分钟（2个小时）及180分钟（3个小时）时静脉取血送检，分别测定上述4个时间点的血糖值。

做 OGTT 检查前要注意什么？

在进行OGTT检查前需要注意这些：

>> 检查前需禁食8～10个小时，但检查前1天必须吃晚餐，否则可能会造成检查当天低血糖。

>> 检查前3天，需保持正常饮食，不要节食，过分节食会影响检测结果。

>> 检查前3～7天内，需要停用可能影响血糖的药物，例如糖皮质激素、避孕药、噻嗪类利尿剂、磺胺类药物等。如果不清楚自己吃的药物是否会影响血糖，可以查看药物说明书或咨询医师。

>> 检查前需要保持心情平静。不要做剧烈运动，不要喝浓茶或咖啡等提神饮料，不要吸烟饮酒。

>> 检查持续的3个小时内都不允许进食，可以适当喝水，但不可喝太多。

>> 肝脏疾病、胃切除术、发热、感染等都会影响OGTT检查结果，如果有这些情况要主动告诉医生。

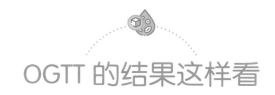

OGTT 的结果这样看

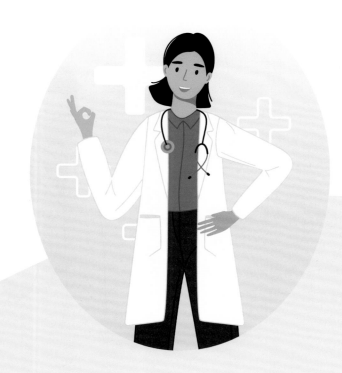

正常血糖范围

正常人空腹血糖3.9～＜6.1mmol/L。

餐后0.5～1小时血糖达高峰，但不超过11.1mmol/L。

餐后2小时血糖范围3.9～＜7.8mmol/L。

餐后3小时血糖恢复至空腹水平（3.9～＜6.1mmol/L）。

糖耐量正常

如果静脉空腹血糖＜6.1mmol/L，OGTT 2小时血糖＜7.8mmol/L，人体的血糖调节能力就是正常的。

糖耐量减低

当静脉空腹血糖＜7.0mmol/L并且OGTT 2小时血糖介于7.8～＜11.1mmol/L之间，说明人体对葡萄糖的调节能力轻度下降。

空腹血糖受损

静脉空腹血糖介于6.1～＜7.0mmol/L之间，且OGTT 2小时血糖＜7.8mmol/L，说明人体对进食葡萄糖后的血糖调节能力尚可，但对空腹血糖调节能力轻度减退。空腹血糖受损和糖耐量减低皆属于糖尿病前期，倘若不加干预、任其发展，很可能进展为糖尿病。

糖尿病

静脉空腹血糖≥7.0mmol/L和/或OGTT 2小时血糖≥11.1mmol/L，说明人体处理葡萄糖的能力明显降低，已达到了诊断糖尿病的标准。

医生是怎么诊断糖尿病的？

医生诊断糖尿病主要看以下三个方面。

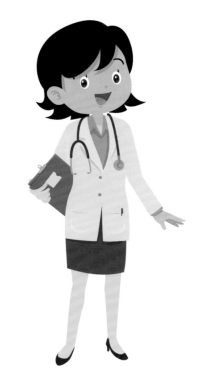

第一，看症状是否符合糖尿病，进行初步判断。

如果患者表现出一系列糖尿病症状（多食、多尿、多饮、体重减轻、皮肤瘙痒、视力下降等），且随机血糖≥11.1mmol/L，医生就会初步判断为糖尿病，安排进一步的检查。

第二，看空腹血糖（FPG）。

如果空腹静脉血糖在6.1～6.9mmol/L，为空腹血糖调节受损；如果空腹血糖≥7.0mmol/L，则考虑为糖尿病。

注意，空腹血糖是指至少8小时没有进食后测得的静脉血糖值。

第三，看葡萄糖负荷后2小时血糖值（糖耐量试验）。

如果餐后2小时的血糖在7.8～11.0mmol/L之间，为糖耐量异常；如果餐后2小时血糖≥11.1mmol/L，就考虑为糖尿病。

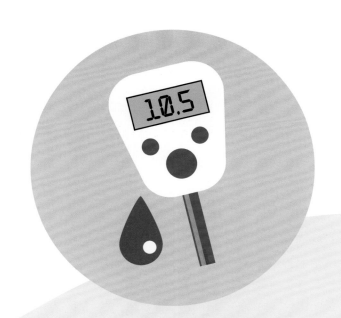

综合来说，①空腹血浆葡萄糖≥7.0mmol/L；②餐后两小时血糖≥11.1mmol/L；③随机血浆葡萄糖≥11.1mmol/L；④糖化血红蛋白HbA1c≥6.5%。满足上述任意一条且伴有糖尿病"三多一少"的典型症状时，即可确诊为糖尿病。对于糖尿病症状不典型的患者，则须择日复查确认。

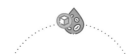

尿液中有葡萄糖 ≠ 尿糖阳性

尿糖一般指尿液里的葡萄糖。那是不是只要尿液中有葡萄糖尿糖检查就为阳性呢？其实不是的，尿糖检测结果是否呈阳性，与一个重要的指标——肾糖阈有关。

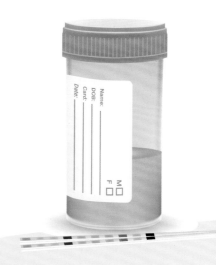

当血糖浓度超过一定的值致使尿液中开始出现葡萄糖的血糖浓度就叫做肾糖阈，这个值一般为8.88～10.00mmol/L。健康人尿液中也含有少量葡萄糖，但是由于血糖水平正常，没有达到肾糖阈，因此尿糖检测结果呈现阴性。而糖尿病患者也并不都是尿糖阳性，只有当血糖水平超过肾糖阈时尿糖才呈现阳性。

哪些情况会导致尿糖阳性?

以下情况都会导致尿糖阳性:

🌿 血糖增高性糖尿

>> 代谢性糖尿:由糖代谢紊乱引起,典型代表为糖尿病。

>> 应激性糖尿:由于情绪激动、颅脑外伤或脑血管意外等,导致机体分泌升糖激素,如胰高血糖素、肾上腺素、糖皮质激素等增多,引起应激性高血糖,出现暂时性的糖尿。

>> 摄入性糖尿:为机体在短时间内摄入过多糖类或者输注高渗葡萄糖液,引起血糖水平暂时性升高而引起的糖尿。

>> 内分泌性糖尿:生长激素、糖皮质激素、肾上腺素过多分泌,导致血糖升高引起的糖尿。

🌱 血糖正常性糖尿

血糖正常性糖尿一般为肾糖阈降低引起，因此又称肾性糖尿，多见于肾病综合征、慢性肾炎、间质性肾炎等。

🌱 暂时型糖尿

暂时型糖尿多见于应激性糖尿、精神性糖尿、药物性糖尿、妊娠期糖尿、饮食性糖尿及新生儿糖尿等。

🌱 其他糖尿

进食过多半乳糖、乳糖、果糖、甘露糖等或机体代谢失调，使葡萄糖在血液中浓度升高时，可以出现相应的糖尿。

🌱 假性糖尿

尿液中的某些还原性物质，例如尿酸、维生素C、葡萄糖醛酸或随尿液一起排出的某些药物，如阿司匹林、水杨酸、异烟肼、链霉素等均可使尿糖检查结果呈现阳性。

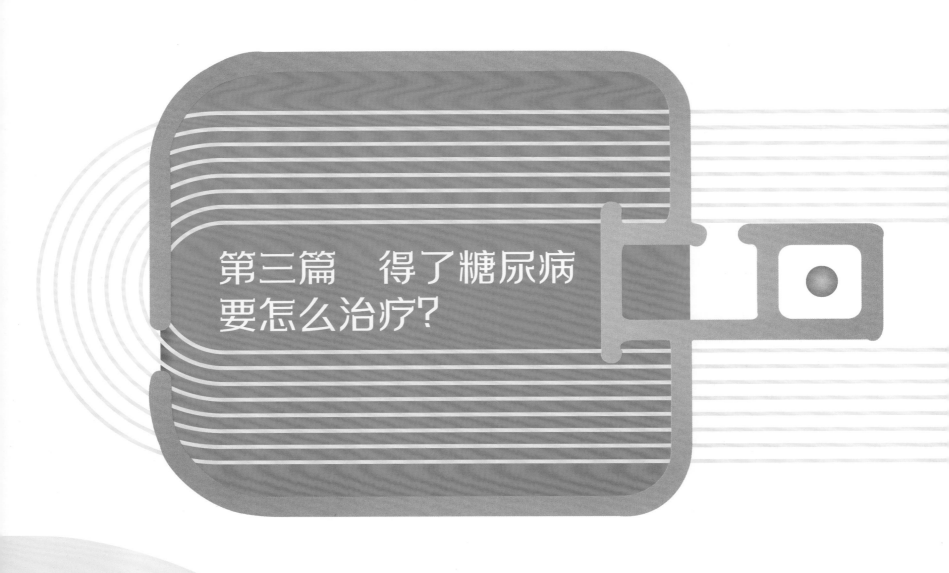

第三篇　得了糖尿病
要怎么治疗?

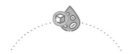

得了糖尿病还能治好吗？

　　无论是1型糖尿病还是2型糖尿病都是不可治愈的，只能通过治疗和生活方式干预控制病情进展，预防严重的并发症发生。糖尿病并发症也大多无法治愈，有的甚至还会反复发生，只能通过治疗和生活方式干预延缓疾病进程。

　　随着人工胰岛素提取技术的发展，再加上我国慢特病的特殊医保政策，胰岛素等治疗糖尿病的药物对于大多数糖友而言不再是难以承受的负担了。虽然目前糖尿病无法治愈，但糖友们也不必担忧，只要按医嘱用药，并且遵从医嘱进行饮食、体重管理，适度运动，病情均能得到较好控制。

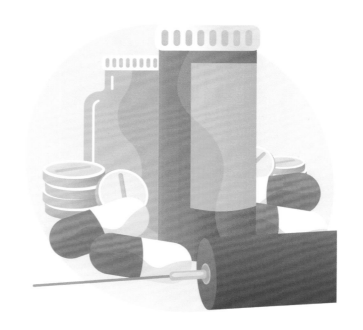

糖尿病的治疗目标是什么？

糖尿病的近期治疗目标是控制高血糖及相关的代谢紊乱以消除糖尿病的症状和防止发生急性严重代谢紊乱。

糖尿病的远期治疗目标是预防和（或）延缓糖尿病的慢性并发症的发生、发展，以维持良好的健康状态，保证正常学习、劳动的能力，保障儿童患者的生长发育，延长糖尿病患者的寿命，并降低病死率。

已确诊糖尿病的患者血糖控制目标：

空腹血糖应控制在4.4～7.0mmol/L。

非空腹血糖＜10.0mmol/L。

糖化血红蛋白HbA1c＜7%。

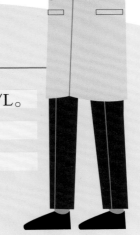

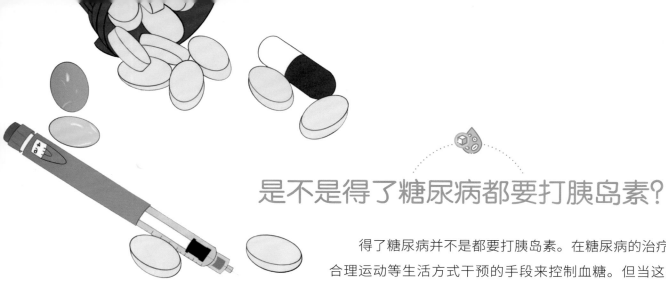

是不是得了糖尿病都要打胰岛素?

得了糖尿病并不是都要打胰岛素。在糖尿病的治疗中，优先以饮食调整、合理运动等生活方式干预的手段来控制血糖。但当这些手段不足以控制血糖时，药物治疗就成了血糖控制的最后一道防线，也是控制血糖的根本手段。

降糖药有哪些类型?

根据糖尿病的病因，口服降糖药主要被分为两类：以促进胰岛素分泌为主要功能的药物和通过其他机制降低血糖为主要功能的药物。

针对2型糖尿病，目前常用的口服降糖药主要有六大类，分别是胰岛素促泌剂（磺脲类和格列奈类）、双胍类、α-糖苷酶抑制剂、噻唑烷二酮类、DPP-4（二肽基肽酶）抑制剂、SGLT-2（钠-葡萄糖共转运蛋白-2）抑制剂。

🌿 双胍类

代表药物：二甲双胍、苯乙双胍。

作用机制：抑制肝脏输出葡萄糖，改善外周组织对胰岛素的敏感性，并增加脂肪组织摄取和利用葡萄糖而降低血糖。

🌿 胰岛素促泌剂（磺脲类和格列奈类）

磺脲类：格列本脲、格列吡嗪、格列齐特。

作用机制：刺激胰岛 β 细胞分泌胰岛素。

格列奈类：瑞格列奈、米格列奈、那格列奈。

作用机制：与磺脲类作用机制类似，但起效快速。

🌿 噻唑烷二酮类

代表药物：罗格列酮、吡格列酮。

作用机制：增加靶组织对胰岛素的敏感性。

🌿 α- 糖苷酶抑制剂

代表药物：阿卡波糖、伏格列波糖、米格列醇。

作用机制：食物中的碳水化合物需要 α-葡萄糖苷酶的作用才能从小肠吸收入血，α-糖苷酶抑制剂通过抑制 α-糖苷酶的作用，延迟碳水化合物在小肠的吸收，从而降低餐后血糖。

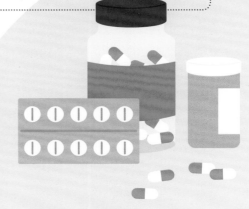

DPP-4 抑制剂

代表药物： 沙格列汀、西格列汀、维格列汀等

作用机制：DPP-4 可降解 GLP-1（胰高血糖素样肽 -1）而使其失去活性，而 GLP-1 可以使胰岛素合成和分泌增加、增加胰岛 β 细胞的数量、抑制胰高血糖素分泌、抑制食欲和摄食等。DPP-4 抑制剂通过抑制 DPP-4 对 GLP-1 的降解作用，提高内源性 GLP-1 的水平，使其发挥生理作用来降低血糖。

SGLT-2 抑制剂

代表药物： 卡格列净、达格列净、恩格列净。

作用机制：通过抑制 SGLT-2 的作用来抑制肾小管对葡萄糖的重吸收；降低肾糖阈，促进葡萄糖从尿液排泄，从而达到降低血糖的效果。

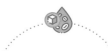

治疗糖尿病的药物各有哪些优点和缺点?

俗话说"是药三分毒",降糖药也不例外,在使用时也会发生不良反应。药物的毒性反应与剂量有关,只在剂量过大时才会发生。因此,只要按照正常剂量服用是能够避免药物毒性的危害。而药物的副作用虽然不能避免,但也能够通过一些防范措施来减轻副作用。因此,得了糖尿病不要自己随便用药,一定要到医院寻求医生专业的帮助,根据自己的身体状况权衡利弊,选择降糖最有效且副作用最小的治疗方案。

双胍类

优点

可抑制食欲,使糖尿病患者体重下降;可通过改善血脂谱、降低血小板聚集性、增加纤溶系统活性、抑制动脉壁平滑肌细胞和成纤维细胞的生长,延缓或改善糖尿病患者心血管事件的发生率和死亡率。

副作用

双胍类的副作用主要是消化道反应(腹泻、呕吐等)和乳酸酸中毒(起病较急,表现为呼吸加深加快、嗜睡、神志模糊甚至昏迷)。

副作用防范措施

双胍类药物最好在餐中或餐后服用;为预防乳酸酸中毒,肾功能不全、肝功能障碍、心肺功能不全等患者,禁用二甲双胍。

胰岛素促泌剂（磺脲类和格列奈类）

优点

起效迅速。

副作用

胰岛素促泌剂类口服降糖药常见副作用为体重增加和低血糖。

副作用防范措施

从小剂量开始服药并密切监测血糖，根据血糖检测结果调整剂量；日常饮食应定时定量，避免餐前剧烈运动。如果出现腹泻、呕吐等症状，应减少剂量。

噻唑烷二酮类

优点

能显著降低2型糖尿病患者的甘油三酯水平，增加总胆固醇和HDL-C［高密度脂蛋白胆固醇，可反映血清中HDL（高密度脂蛋白）的水平，可阻止动脉粥样硬化的发生］的水平。

副作用

少数人服用后可导致水钠潴留，引起颜面及下肢浮肿、加重心衰；此类药物还可能导致肝功能异常和骨质疏松等。

副作用防范措施

此类药物副作用较多，最好详细咨询医师。用药前权衡利弊，膀胱癌患者、有膀胱癌病史或出现不明原因的肉眼血尿的患者应禁用吡格列酮。

α- 糖苷酶抑制剂

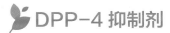 ## DPP-4 抑制剂

优点

独特的降低餐后血糖的作用，能降低因血糖波动而引起糖尿病患者心血管事件的发生。

优点

可灵活调节血糖水平，在血糖升高时降低血糖，血糖浓度过低时停止其降糖作用，不至于使血糖浓度过低而引起低血糖反应。

副作用

α-糖苷酶抑制剂的常见不良反应为胃肠道异常，包括胃肠胀气、恶心、厌食、腹痛、腹泻、放屁多等，多出现在用药初期或空腹用药时。

副作用

常见的不良反应主要有鼻咽炎、头痛、上呼吸道感染等。其他一些少见的不良反应有血管神经性水肿、超敏反应、肝酶升高、腹泻、咳嗽、淋巴细胞绝对计数降低等。

副作用防范措施

胃肠反应的发生主要是由于胃肠道对药物的不耐受导致的。在使用这类药物时，要从小剂量开始，经过1~2周逐渐增加至治疗剂量。此外，对于此类药物导致的急性低血糖，可直接使用葡萄糖纠正低血糖反应。服药期间增加饮食中碳水化合物的比例可提高药物疗效。

副作用防范措施

一般无较大危险，严重者停药及对症处理即可。

🌿 SGLT-2 抑制剂

优点

除了降低血糖以外，还具有减低体重、降低血压、降低血脂、降低尿酸、降低尿蛋白等许多额外的获益，尤其是对糖尿病患者心脏、肾脏等靶器官具有肯定的保护作用。

副作用

主要有泌尿生殖道感染、低血糖、糖尿病酮症酸中毒、低血压等。

副作用防范措施

用药期间注意个人外阴部的卫生，适量饮水，保持小便通畅；与其他口服降糖药联用时要咨询医师调整剂量，以防止低血糖的发生；为防止糖尿病酮症酸中毒的发生，用药期间要尽量避免剧烈运动、重体力劳动，必要时可提前24小时停药。

注射胰岛素有哪些注意事项?

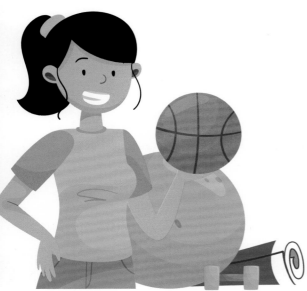

胰岛素制剂作为目前治疗糖尿病历史最长、疗效也最受肯定的重要降糖药物，是大多数糖友的必需品。

🌱 胰岛素的分类及给药时间

根据胰岛素作用时间的长短，胰岛素制剂可分为超短效、短效、中效、长效、预混等类型。给药后，不同胰岛素的持续时间不同，给药频率和时间也随之不同。

>> 超短效胰岛素：餐前5分钟给药，3次/日。

>> 短效胰岛素：餐前30分钟给药，3次/日。

>> 中效胰岛素：早餐或睡觉前1小时给药，1～2次/日。

>> 长效胰岛素：早餐或睡觉前1小时1～2次/日。

>> 预混胰岛素：分为人胰岛素（早餐或晚餐前30分钟给药，2次/日）和胰岛素类似物（早餐或晚餐前5分钟给药，2～3次/日）。

所以，不同种类的胰岛素给药时间也大不相同，糖友们在使用胰岛素时要先弄清楚自己使用的胰岛素是什么类型，并咨询医师胰岛素的正确使用方式。

🌱 胰岛素储存条件很重要，否则药物会失效！

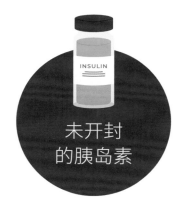

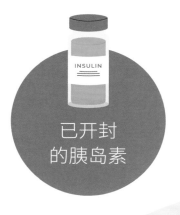

未开封的胰岛素应储存在2～8℃的环境中，温度过高或过低都会导致胰岛素失活。千万不能让胰岛素结冰，胰岛素一旦结冰，即便解冻也不能再使用。

如果室温不超过30℃，已开封的胰岛素可以直接室温保存，保存期限一般为开封后4周。已开封的胰岛素要放在阴凉处保存，避免受热和阳光直射。

总的来说，胰岛素保存需要避免过冷、过热、阳光直射以及反复震荡等情况。

🌿 胰岛素注射部位

胰岛素需要注射在正确的部位才能发挥药效。人体适合注射胰岛素的部位分别是腹部、大腿外侧、上臂外侧和臀部外上侧。不同的注射部位对胰岛素的吸收效果也不同。

>> 腹部：胰岛素吸收率为100%，适合注射短效和超短效胰岛素。

>> 上臂外侧：胰岛素吸收率为85%。

>> 大腿外侧：胰岛素吸收率为70%，适合注射中长效胰岛素。

>> 臀部外上侧：胰岛素吸收率最慢，适合注射中长效胰岛素。

注意：注射胰岛素前需要对注射部位的皮肤进行消毒。通常使用75%的乙醇（酒精）进行消毒。消毒时以注射部位为中心，由内向外画圆圈式擦拭皮肤。酒精擦拭过的范围就不要再重复擦拭，以减少污染。

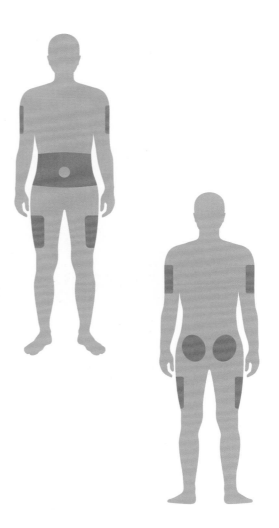

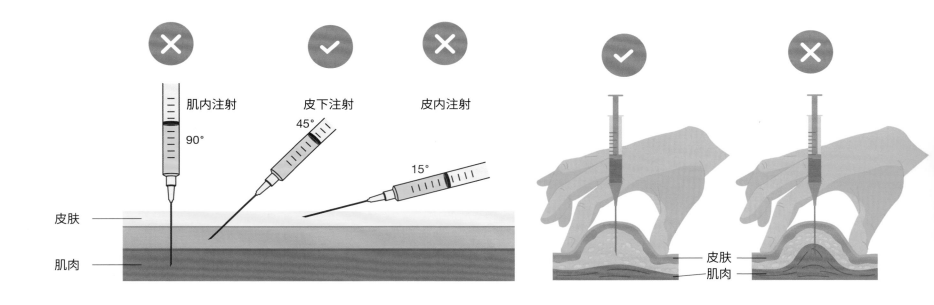

肌内注射　皮下注射　皮内注射

90°　45°　15°

皮肤　肌肉

皮肤　肌肉

胰岛素推注完毕后，最好让针头在皮下停留10秒左右，然后缓慢拔出针头，以防止药液漏出。

此外，胰岛素注入的最佳部位是皮下。一般情况下，对于体重超重的糖尿病患者来说，在腹部注射时不需要捏起皮肤，但在大腿部位注射时需要捏起皮肤。对于偏瘦的糖尿病患者，在任何部位注射都需要捏起皮肤，以防止胰岛素注射进肌层。

还有一点值得注意的是，长期在同一部位注射胰岛素会加重局部的刺激症状，还可能会形成脂肪硬结，造成注射部位的脂肪萎缩，影响胰岛素的吸收。停止在该部位注射胰岛素后可缓慢恢复。因此，糖友们在注射胰岛素时应该经常更换注射部位，如把腹部分为四个象限，每周更换，避免长期在同一部位注射。

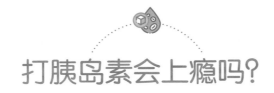

打胰岛素会上瘾吗?

　　打胰岛素不会上瘾。胰岛素是正常人体内胰岛β细胞分泌的激素，而糖尿病正是由于胰岛素的绝对或相对分泌不足引起的，胰岛功能较差的糖尿病患者必须终身使用胰岛素以对糖尿病进行控制，这并不是对胰岛素上瘾，而是依赖外源胰岛素来补充自身胰岛素分泌的不足。

　　糖尿病患者在医生指导下正确使用胰岛素，可以对糖尿病进行较好控制，只要掌握好剂量，一般没有不良反应。但也可能有少数人对人工胰岛素制剂中的某些成分过敏，这时就建议糖友们更换胰岛素制剂，并使用抗过敏药物或进行脱敏治疗。因此"打胰岛素会上瘾"这种认知是错误的。

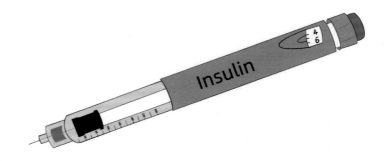

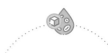

为什么我打了胰岛素空腹血糖还是很高?

相信有不少糖友在使用胰岛素注射治疗糖尿病时都有这样的疑问："明明已经注射很大剂量的胰岛素了，为什么我的空腹血糖还是很高？"这主要有以下三个原因。

>> 夜间胰岛素利用率不高。

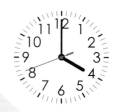

>> "黎明现象"：虽然夜间血糖控制良好，也没有发生低血糖，但是由于清晨时糖皮质激素、生长激素等升糖激素分泌增多，导致早晨空腹血糖水平较高。

>> Somogyi（苏木杰）效应：由于胰岛素注射剂量过大，导致夜间发生低血糖反应，但因处在睡眠中而未被察觉，机体分泌的拮抗胰岛素的激素增加，继而发生低血糖后的反跳性高血糖。这时应该适当减少胰岛素的注射剂量。

糖友们可以自己设置闹钟，在0:00、2:00、4:00、6:00、8:00时分别测定血糖水平并记录，并将记录的信息告知医生，让医生对上述三种原因进行鉴别，及时调整降糖方案。

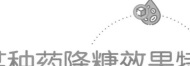

听说某种药降糖效果特别好，我也能吃吗？

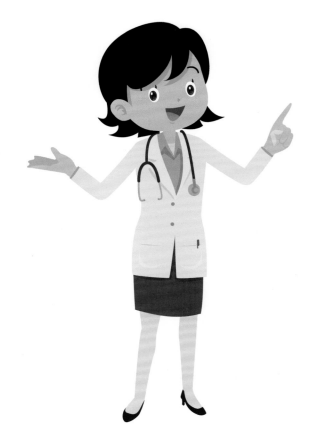

不能。 ✗

　　每位糖友患有的基础疾病不同，身体状况也各有差异，医生会根据患者的具体情况制订个性化降糖方案。并且各种降糖药的作用靶点不同，作用机制也不同，可能引起的不良反应也不尽相同。因此，糖尿病患者不可因其他糖尿病患者服用某种药物取得较好的血糖控制效果就盲目购买该药物服用。如果您对于当前降糖方案所取得的效果不满意，可以前往医院就诊，向医生说明您的具体情况，由医生调整控糖方案。

　　在此还是再次呼吁糖友们，在糖尿病治疗的过程中，要重视合理饮食和运动治疗。无论服用何种降糖药物，都要配合积极的生活方式的干预，才能取得理想的血糖控制效果。

除了吃药和注射胰岛素，还有什么方法能治疗糖尿病？

　　糖尿病患者首选的治疗方式一般是饮食控制、运动治疗和生活方式干预。对于上述干预措施无效，不能明显控制血糖的患者就要选择服用降糖药和注射胰岛素。那么，除了吃药和注射胰岛素还有没有什么方法能治疗糖尿病呢？还有以下三种方法。

1
使用GLP-1（胰高血糖素样肽-1）受体激动剂。

2
接受减重外科代谢手术治疗。

3
进行胰腺和胰岛细胞移植。

🌱 使用 GLP-1 受体激动剂

GLP-1受体激动剂是近年来新研制成功的控制血糖的药物，是一种注射制剂。目前已在我国上市的GLP-1受体激动剂有：长效制剂，如司美格鲁肽、度拉糖肽等；短效制剂如利拉鲁肽、艾塞那肽、贝那鲁肽等。该药可通过与胰岛β细胞上的GLP-1受体结合，依赖血糖增高刺激胰岛素的合成和分泌，减少升糖激素胰高血糖素的分泌，减少摄食，延缓胃排空等方式起到控制血糖的作用。

GLP-1受体激动剂可以单独或者与其他降糖药物联合治疗2型糖尿病，尤其是对于肥胖和胰岛素抵抗患者可取得较好疗效。

GLP-1受体激动剂的不良反应主要是消化道反应，如恶心、呕吐、腹泻、消化不良等，其他不良反应可有上呼吸道感染、注射部位结节等。1型糖尿病患者不适用GLP-1受体激动剂，有胰腺炎病史的糖友禁用GLP-1受体激动剂。

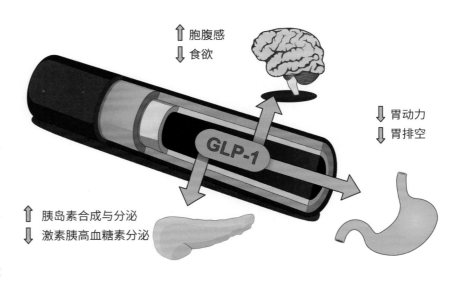

⬆ 胞腹感
⬇ 食欲

⬇ 胃动力
⬇ 胃排空

⬆ 胰岛素合成与分泌
⬇ 激素胰高血糖素分泌

GLP-1

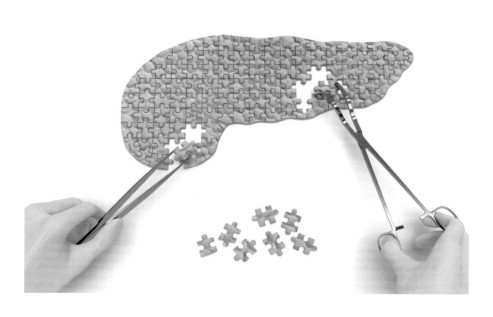

减重外科代谢手术治疗

对于生活方式干预后体重不能减轻或维持到预期水平、血糖控制不佳的糖尿病患者，可以选择考虑代谢手术治疗。有研究证明，减重代谢手术可以明显改善肥胖的2型糖尿病患者的体重、高血糖和血脂异常。通过代谢手术可有效减少胃容积，减少小肠的吸收，短期效果显著，但长期效果欠佳，并且代谢手术也可能会带来一系列的不良后果。因此，还是呼吁糖尿病患者要积极进行生活管理，不能单纯依赖药物和手术来达到血糖的较好控制。

胰腺和胰岛细胞移植

目前，仅对于伴有终末期肾病的1型糖尿病患者，或经胰岛素强化治疗后仍达不到血糖控制目标、反复多次发生严重代谢紊乱的患者进行该治疗手段。

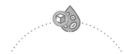

我的血糖恢复到正常水平了，我可以停止用药吗？

很多糖友常常有这样的疑问："我的血糖在很长一段时间内都保持在正常水平，我能不能不用药了？毕竟长期用药肯定会有很多不良反应。"答案是不能。

糖尿病是一种代谢性疾病，短期内我们无法治愈糖尿病，只能通过长期的药物治疗来控制血糖。一旦确诊为糖尿病，就要做好余生都要与之抗争的准备。对于糖尿病患者而言，不仅要关注空腹血糖是否达标，还要注意长期糖代谢紊乱及血糖波动带来的可能累及全身各个系统的种种后果。因此，如果糖友们采用当前降糖方案控制血糖有效，就应长期坚持，配合饮食、运动等生活方式的干预，预防和延缓并发症的发生。

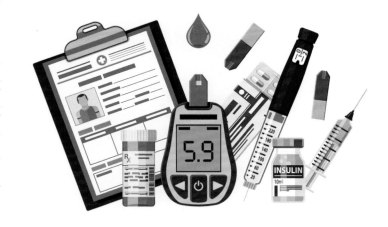

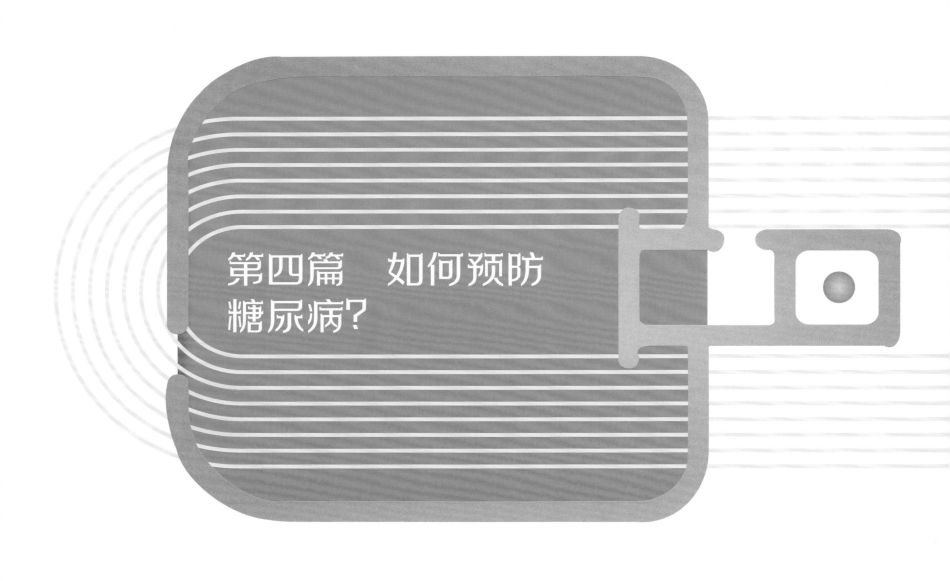

第四篇　如何预防糖尿病？

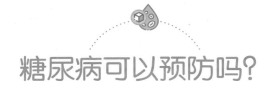

糖尿病可以预防吗？

糖尿病可以预防，并且这种预防是分阶段的，即"三级预防"。

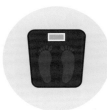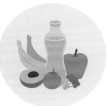

🌱 第一级预防

第一级预防的主要目的是降低糖尿病的发生率。主要方法为：

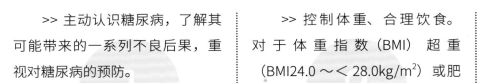

>> 主动认识糖尿病，了解其可能带来的一系列不良后果，重视对糖尿病的预防。

>> 控制体重、合理饮食。对于体重指数（BMI）超重（BMI24.0 ～< 28.0kg/m²）或肥胖（BMI ≥ 28.0kg/m²）的患者一定要进行积极的体重管理，控制饮食，并且适量进行体育锻炼。

>> 定期检测血糖水平，特别是对于糖尿病高危人群，要定期检测空腹血糖和餐后血糖，一旦血糖升高，就要及时到医院进行检查，以便及时发现糖尿病。

🌱 第二级预防

　　第二级预防的目的在于在高危人群中早发现、早诊断、早治疗糖尿病患者，在已确诊糖尿病的患者中预防或延缓其并发症的发生。主要方法为：

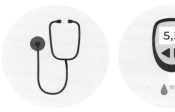

　　>> 对糖尿病高危人群，进行空腹血糖或任意点血糖筛查。如空腹血糖≥6.1mmol/L或随机血糖≥7.8mmol/L，建议进行OGTT检查，同时检测空腹血糖和糖负荷后2h血糖。

　　>> 做好血糖监测，定期复诊。认真和医生沟通，仔细听取医生的建议和宣教，认识到在未出现糖尿病并发症的时期，对糖尿病进行早期干预可以带来的好处，积极配合医生进行治疗。

　　>> 在医生的指导下进行综合治疗。包括遵医嘱按时使用药物，超重或肥胖的患者要减重，进行合理的饮食控制和体育锻炼，监测好血糖水平。积极调整好心态，戒烟、戒酒、控制盐的摄入，对其他可能加速糖尿病进程或其并发症发生发展的疾病，如高血压、高血脂也要进行治疗。

🌱 第三级预防

对于已经诊断为糖尿病的患者，预防其并发症所导致的器官损害或器官衰竭，减少糖尿病患者的致残率和致死率，改善其生活质量，延长存活期。主要方法为：

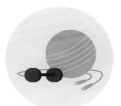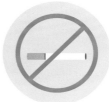

>> 做好血糖监测，使血糖控制在理想水平，定期复诊，对已出现的并发症进行评估和干预，避免其恶化和进展。

>> 在医生的指导下进行综合的治疗，包括降糖、降压、调脂（主要是降低低密度脂蛋白胆固醇），根据有无心血管疾病评估是否需要抗血小板治疗。同时，合理的饮食控制和运动，健康的生活方式均是需要坚持的。

>> 如果已出现严重的慢性并发症，如糖尿病视网膜病变者眼底出血、失明，糖尿病肾病致血肌酐明显升高者等，则应至相应的专科进行治疗。

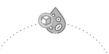

我是糖尿病高危人群，我该怎样预防糖尿病呢？

　　糖尿病高危人群的预防策略即对将来患上糖尿病风险较高人群或个体提出的针对性的预防措施，目的在于防止或延缓糖尿病的发生。对于尚未被确诊为糖尿病的高危人群来说（糖尿病的高危人群详见第16页）主要进行糖尿病的一级预防。

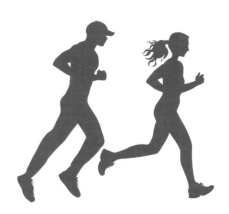

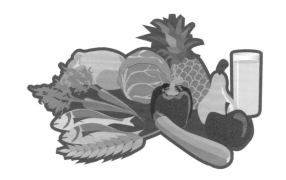

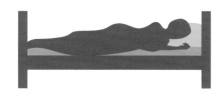

>> 学习糖尿病的相关知识，了解其可能带来的一系列不良后果，从而重视对糖尿病的预防。如您通过阅读本书对糖尿病有了更多的了解，更要做好对糖尿病的预防，再把您学习到的知识传达给您的亲朋好友，呼吁他们也重视预防糖尿病。

>> 控制体重、合理饮食、适当锻炼。如果您的体重指数（BMI）已达到超重（BMI24.0～＜28.0kg/m^2）或肥胖（BMI≥28.0kg/m^2）就要进行减重；饮食上也要注意，合理分配餐次和控制总能量摄入，保证营养均衡；运动可以帮助提高胰岛素的敏感性，同时控制血糖和体重。

>> 定期检测血糖水平。对于糖尿病高危人群，一定要定期检测空腹血糖和餐后血糖，一旦发现血糖升高，就要及时到医院进行相关检查，以便及时发现糖尿病并进行及早、正确的干预。

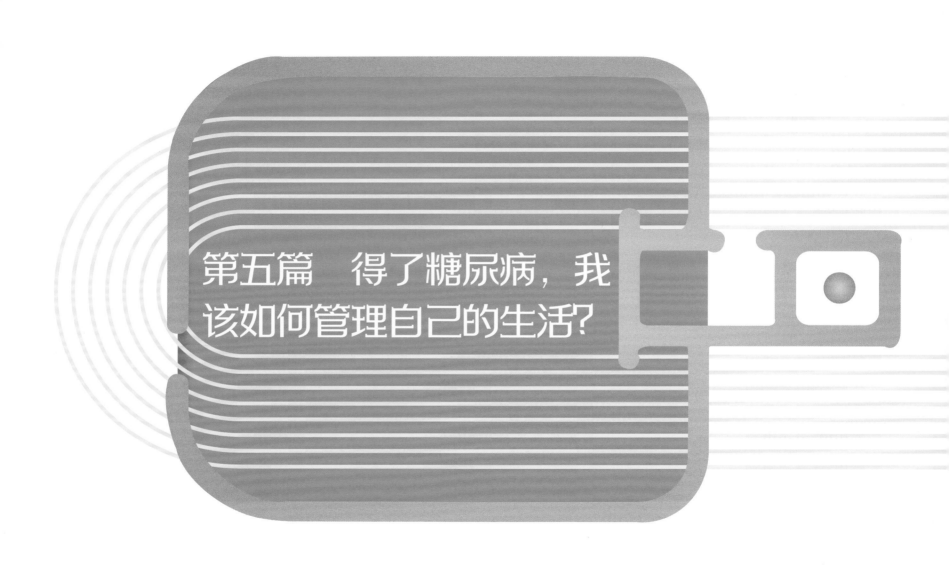

第五篇　得了糖尿病，我该如何管理自己的生活？

糖尿病是胰岛素绝对或相对缺乏所引起的一种慢性代谢性疾病。人们的生活方式、环境因素、遗传因素等都会影响糖尿病的发生、发展。然而，糖尿病的预防性干预措施和治疗行为一般都是在医院外进行的，所以糖尿病患者和家属，特别是患者本人，要学会对自己的生活进行科学管理，以更好地控制病情。

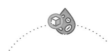

糖尿病患者每天应完成的三项任务

🌱 医疗和行为管理

这要求糖尿病患者每天按时服用降糖药、注射胰岛素，按时复诊；注意营养搭配、合理饮食；加强运动和锻炼，减重和改善胰岛素抵抗。

🌱 角色管理

完成自己的家庭、社会角色任务。糖尿病可防可控，只要接受正规的治疗，病情并不会影响患者的日常生活。因此，确诊糖尿病后，也不要灰心，应该正常工作，进行社会交往，完成力所能及的家务。

🌱 情绪管理

确诊糖尿病后，因为每天要进行药物治疗和饮食控制，还可能因病情进展而出现各种并发症，患者容易出现焦虑、抑郁等情绪，对生活失去信心。这时家属的陪伴至关重要，要让糖尿病患者认识到生活仍有美好的一面，同时患者本人也要认识到只要接受科学治疗，糖尿病是可以得到控制的，几乎不影响正常生活，要保持乐观的情绪，积极配合医生的治疗。

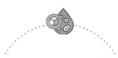

哪些因素会影响我的血糖？

导致血糖波动的因素有很多。总的来说，控制好血糖的来源和去路是关键。血糖的来源主要是"吃进去的"，而血糖的去路主要是"运动消耗"。所以，以下这些不良习惯，会引起血糖的异常波动，糖友们在日常生活中需要警惕。

🌱 生活方式不规律

作息不规律，熬夜晚起是大忌。
饮食不健康，暴饮暴食伤身体。
偷懒不运动，血糖堆积上升快。
心情不放松，焦虑烦恼血糖提。

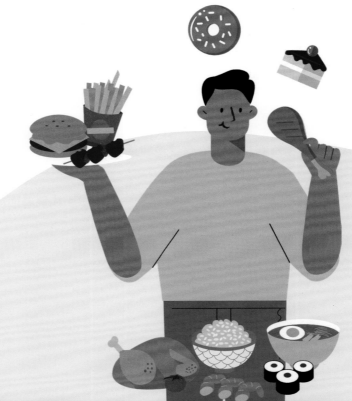

用药不规范

许多针对其他病症的药物都会影响血糖水平，如类固醇药、避孕药、某些抗抑郁药和抗精神病药物等。所以糖友服用其他药物时，需要咨询医师或药师。

此外，不规范地注射胰岛素也会导致胰岛素降糖效果不佳，造成血糖波动。

脱水

脱水会使血糖相对升高，所以建议糖尿病患者每天应该少量多次饮水，保持体内充足的水分。

月经周期

女性糖尿病患者经期前的激素变化也会导致血糖水平变化，但通常会在月经开始后不久恢复正常。

极端天气

太热或者太冷的天气都会导致血糖水平变化，所以建议糖尿病患者在极端天气时尽量待在室内，并做好血糖监测。

喝太多咖啡

咖啡因会干扰胰岛素作用的发挥，从而导致糖尿病患者血糖波动异常。

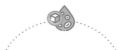

血糖波动会给我的身体带来哪些伤害？

对糖尿病患者来说，血糖控制至关重要。许多糖尿病患者认为只要自己的空腹血糖控制得好，餐后血糖高一些也是正常现象。然而，实际情况却恰恰相反。其实，相对于持续性高血糖，波动性高血糖更容易导致糖尿病患者发生并发症的危险性增加。

血糖波动会增大微血管病变的风险

血糖波动会导致微循环障碍、微血管瘤形成和微血管基底膜增厚等微血管病变，加速糖尿病微血管病变进程，如糖尿病眼病、糖尿病肾病等。

血糖波动会增加大血管病变的风险

血糖波动会造成血管内皮功能紊乱，而血管内皮功能异常是动脉粥样硬化的始动环节。血糖波动幅度大会极大地加速动脉粥样硬化的发展。

🌱 血糖波动剧烈会引起假性低血糖

假性低血糖是指当血糖水平快速下降时，虽然并没有下降到低血糖水平以下，但也可能会出现低血糖的症状，如头晕、四肢冰冷、心悸或大汗等症状。

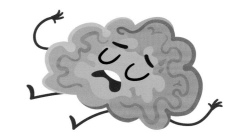

🌱 血糖波动会影响大脑的认知功能

如前文所说，血液中的糖是细胞的主要"粮食"。对脑细胞来说，思考就是它的主要工作，思考会消耗大量的血糖。所以，血糖的一举一动都会直接影响到大脑细胞的能量供应。

🌱 血糖波动大容易诱发慢性病

血糖波动过大的时候，会影响糖尿病患者身体的调节功能，进而导致患者机体代谢功能障碍，从而引发高血压、高血脂等慢性疾病。

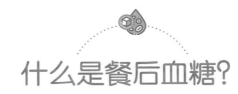

什么是餐后血糖?

餐后血糖

吃完饭后的血糖就是餐后血糖。临床上常用的是餐后1小时或餐后2小时血糖。

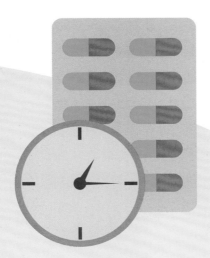

但对于糖尿病患者来说,固定测量餐后2小时血糖更为合理。对正常人来说,进餐后15~20分钟起,食物被逐渐消化吸收,血糖也随之逐渐上升;进餐后30~60分钟,餐后血糖会达到最高值;之后,血糖就会开始下降,一般进食2小时后血糖会恢复至餐前水平。但对糖尿病患者来说,胰岛素分泌较常人延迟,餐后2小时才到达高峰,之后逐渐回落,因此糖尿病患者固定测量餐后2小时血糖更具有实际意义。

怎样控制餐后血糖?

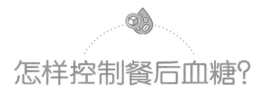
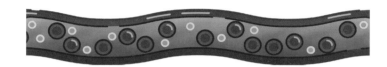

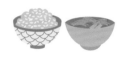

>> 主食要控制好量，少吃米饭、面条、馒头等高碳水、高淀粉食物。

>> 进餐时间也很重要，早餐吃15分钟，午餐和晚餐吃20分钟左右对餐后血糖控制最佳。

A→B→C

>> 调整进餐顺序，按汤—菜—肉蛋—主食的顺序吃最好。

>> 吃水果的时间也有讲究。两餐之间，比如10:00左右，15:00—16:00点左右是吃水果的最佳时间。

>> 饮食口味要清淡。建议糖尿病患者每天的食盐摄入量不超过5g（不超过1啤酒瓶盖的量），同时也要减少酱油的用量。

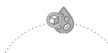

得了糖尿病，我是不是就不能吃糖了？

许多人认为"糖尿病就是糖吃多了，所以得了糖尿病就不能吃糖了"。

我们在一餐中吃的主食，如米饭、馒头、面条等都属于糖类。糖是机体的主要供能物质，摄入适量的糖类，是维持我们生命活动的基础。

所以，得了糖尿病也能吃糖，但是需要把握好摄入量。世界卫生组织推荐每人每天摄入的糖应少于25g。

低血糖反应也是许多糖尿病患者服药后的常见不良反应，可表现为面色苍白、头晕、出汗、手抖、心悸、有饥饿感。此时需要快速补充糖类，所以建议糖尿病患者随身携带容易吸收的单糖，如糖块，小瓶果汁等。馒头等多糖类的食物需要先在体内进行分解变成单糖后才能被机体吸收，因此不是低血糖发生时的最佳选择。

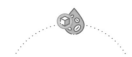

既能吃饱，又能控制血糖的好方法

　　绝大多数糖尿病患者都知道"要想血糖好，饮食控制少不了"。糖友们都知道要控制饮食，但很多糖友们都有这样的疑问："日常饮食已经很注意了，为什么血糖还是控制不好？"归根结底，还是糖友们对"控制饮食"存在误解，从而导致了饮食控制没有效果。

　　《中国糖尿病膳食指南》（中国营养学会于2017年发布）针对糖尿病患者提出八大核心建议。

　　>> 吃、动平衡，合理用药，控制血糖，达到或维持健康体重。

　　>> 主食定量，粗细搭配，全谷物、杂豆类占1/3。

　　>> 多吃蔬菜，水果适量，种类、颜色要多样。

　　>> 常吃鱼禽，蛋类和畜肉适量，限制加工肉类。

　　>> 奶类、豆类天天有，零食加餐合理选择。

　　>> 清淡饮食，足量饮水，限制饮酒。

　　>> 定时定量，细嚼慢咽，注意进餐顺序。

　　>> 注重自我管理，定期接受个体化营养指导。

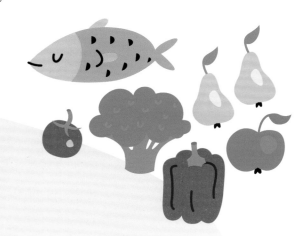

食物多样化，合理搭配

食物多样化指的是每天应该吃12种以上的食物，而每周应该吃25种以上的食物，且食物种类应包含谷薯类、蔬菜水果、肉禽鱼蛋奶和豆类食物，做到合理搭配。

具体来说，就是每顿饭蔬菜应该占50%，肉禽鱼蛋奶占25%，谷物及淀粉占25%。

这样一顿饭不仅量足、营养好，而且不会导致血糖不稳。因为"控制饮食"不是不吃，而是要少吃高升糖食品。如果吃的都是高碳水、高升糖指数的食物，即便吃得少，血糖还是照样高！

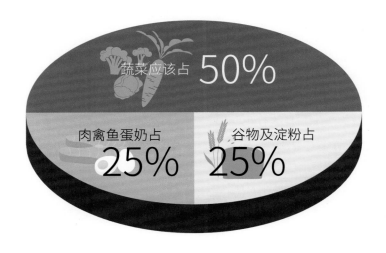

蔬菜应该占 50%

肉禽鱼蛋奶占 25%

谷物及淀粉占 25%

此外，人们对"清淡饮食"也有误解。"清淡饮食"指的是口味清淡，少放油、盐、糖、酱油等调味品，而不是不能吃荤菜和肉类。相反，肉、鱼、蛋、奶等是优质蛋白质的重要来源，对平稳血糖和改善病情非常关键。

🌿 控糖饮食法则

少吃高升糖，主食杂一点。

兼顾蔬菜肉蛋奶，吃得全一点。

一般来说，体型正常的女糖尿病患者（BMI为18.5～24.9kg/m²）[BMI=体重（kg）/身高（m）²]，每日饮食可参考A套餐——每天能量在1200kcal左右的食谱（1kcal≈4.186kJ）。

食谱1：

早餐：纯牛奶250mL、肉包1个、鸡蛋50g（1个），蔬菜少许。

中餐：杂粮饭75g、清蒸肉饼75g、卷心菜150g、黄瓜100g。

晚餐：杂粮饭75g、鱼肉100g、白萝卜75g、芹菜150g。

食谱2：

早餐：淡豆浆300mL、菜包1个、鸡蛋1个、蔬菜少许。

中餐：杂粮饭75g、芹菜100g、鸭肉75g、胡萝卜75g、冬瓜100g。

晚餐：杂粮饭75g、豆腐150g、豆芽100g、生菜150g。

食谱3：

早餐：面条100g、山药50g、鸡蛋1个、青菜100g。

中餐：杂粮饭75g、鱼肉100g、菜心150g、黑木耳100g。

晚餐：杂粮饭75g、鸡胸肉75g、西兰花100g、大白菜150g。

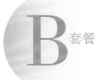

B 套餐

体型正常的男糖尿病患者（BMI为18.5～24.9kg/m²），

可以参考B套餐——每天能量在1500kcal左右的食谱。

食谱1：

早餐：面条150g，鸡蛋1个，西红柿1个，新鲜玉米100g。

中餐：杂粮饭100g、鸭肉75g、胡萝卜75g、冬瓜100g。

晚餐：杂粮饭100g、豆腐150g、豆芽150g、生菜150g。

食谱2：

早餐：纯牛奶250mL、肉包1个、鸡蛋1个、蔬菜少许。

中餐：杂粮饭100g、鱼肉100g、菜心100g、黑木耳100g。

晚餐：杂粮饭100g、鸡胸肉75g、西蓝花100g、大白菜150g。

食谱3：

早餐：淡豆浆300mL、菜包1个、鸡蛋1个、蔬菜少许。

中餐：杂粮饭100g、牛肉75g、黄瓜150g、青菜100g。

晚餐：杂粮饭100g、鸡胸肉75g、西红柿2个、娃娃菜150g。

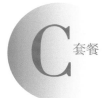

C 套餐

身高较高、活动量大的糖尿病患者，不论男女，都可以参考C套餐——能量在1800kcal左右的食谱。

食谱 1:

早餐：淡豆浆300mL、鸡蛋1个，菜包2个，蔬菜少许。

中餐：杂粮饭125g、鱼肉100g、香菇+青菜150g、花菜100g。

晚餐：杂粮饭125g、排骨100g、豆子100g、小白菜150g。

食谱 2:

早餐：面条150g，鸡蛋1个，西红柿1个，新鲜玉米100g。

中餐：杂粮饭125g、鸭肉75g、胡萝卜75g、冬瓜100g。

晚餐：杂粮饭125g、豆腐150g、豆芽150g、生菜150g。

食谱 3:

早餐：纯牛奶250mL，肉包2个，鸡蛋1个，蔬菜少许。

中餐：杂粮饭125g、鱼肉100g、白菜150g、冬瓜100g。

晚餐：杂粮饭125g、鸡胸肉75g、西蓝花100g、生菜150g。

注意：主食可自行调整，但建议用低升糖指数的食材制作，如山药、红薯、紫米、荞麦、麦片、杂粮米等。

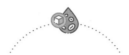
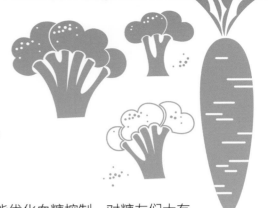

得了糖尿病，吃点什么好?

食物消化吸收是血糖的主要来源，虽然食物会导致血糖波动，但有些食物却能优化血糖控制，对糖友们大有裨益，这些食物有以下几类:

豆类: 四季豆、红豆、绿豆等豆类食物富含蛋白质、膳食纤维、维生素和矿物质，有助于控制血糖。除已经出现肾功能不全的糖友外，其他糖友们可用豆类替代主食。

深色绿叶蔬菜: 菠菜、羽衣甘蓝等深色绿叶蔬菜含有多种维生素和矿物质，是蔬菜界的降糖能手。

柑橘类水果: 橘子、橙子、葡萄柚等富含纤维、维生素C、叶酸和钾等多种营养物质。

浆果类水果: 蓝莓、草莓等浆果类食物可以替代甜食，同时富含抗氧化剂，可以为糖友们提供多种营养物质。

深海鱼类: 三文鱼、沙丁鱼、鲱鱼等深海鱼富含ω-3脂肪酸，有助于预防心血管疾病的发生。

坚果: 每日约30g坚果可以为人体提供健康脂肪，帮助控制饥饿感。

全谷物: 燕麦、藜麦等粗粮谷物等富含维生素、矿物质以及多种微量元素，是补充膳食纤维的好来源。

牛奶及奶制品: 牛奶和酸奶是维生素D的重要来源，尤其是纯牛奶。

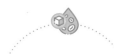

什么是升糖指数？升糖指数高的食物有哪些？

　　谈到升糖快的食物，就不得不提起一个指标——升糖指数（GI）。升糖指数是指摄入食物后，身体中血糖变化的程度。如果糖友们吃了升糖指数高的食物，血糖值就会急剧上升，从而出现高血糖，带来一系列安全隐患。

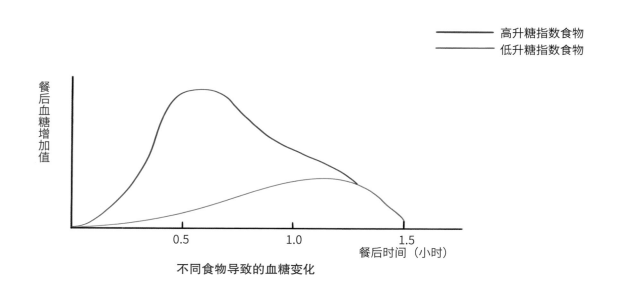

不同食物导致的血糖变化

升糖指数的划分

低升糖指数食物：升糖指数≤55。

中升糖指数食物： 56＜升糖指数＜69。

高升糖指数食物：升糖指数＞70。

小建议：糖友们想吃什么食物，可以先查询一下这种食物的升糖指数，再根据食物的升糖指数来决定能不能吃。

稀饭

很多人都有这样的误区，觉得生病了就适合吃稀饭，软软烂烂的稀饭好消化。但事实上，对糖友来说，比起米饭和馒头，软烂的稀饭更容易升高餐后血糖。

土豆泥

土豆本身含有大量的淀粉颗粒，碾碎后还增加了食物的表面积，更容易被肠道吸收，升糖指数也很高。

西瓜

西瓜的升糖指数很高，如果短时间内大量摄入会导致血糖迅速上升。对糖友们来说，西瓜就只能"浅尝辄止"了。

如果空腹血糖≤7mmol/L且餐后血糖≤10mmol/L，每天可以吃200g以内的西瓜。

总而言之，糖友们要避免摄入高升糖指数的食物。

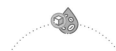

不小心吃太饱，多打点胰岛素可以吗？

糖友们都有一个共识：胰岛素就是用来降血糖的。糖吃多了血糖就会高，血糖高了我就打胰岛素来对抗，因此形成了"多吃多打胰岛素，少吃少打胰岛素"的认知误区。但事实上，这样操作不仅无效，而且还是一种很危险的做法！医院接诊过不少危急病例都是因为自行注射胰岛素过量而突发低血糖，危及生命的。

事实上，胰岛素有两种：进餐后分泌的餐时胰岛素和与进食无关的持续分泌的基础胰岛素。基础胰岛素分泌是指一天中持续分泌的胰岛素，它负责满足人体在基础情况下能量代谢的基本需求，与进餐没有关系。而餐时胰岛素分泌是指进餐后食物被人体吸收导致血糖升高，人体为了维持良好的血糖水平而分泌的胰岛素。所以"多吃多打胰岛素，少吃少打胰岛素"的方法只能调整餐时胰岛素。而糖友们根据进餐量擅自调整胰岛素的注射量的方法是不可取的。糖友们无法自行判断和计算自己需要的胰岛素量，擅自给自己增加或减少胰岛素注射的量会产生非常大的风险！"管住嘴"的同时遵医嘱按时按量注射才是控制血糖的好方法。定量进食比"多吃多打，少吃少打"更安全可靠。

胰岛素注射过量时导致的低血糖风险有时是致命的。大脑是靠葡萄糖供能的，大脑对葡萄糖缺乏非常敏感，当机体发生低血糖反应时，可能使患者发生短暂的意识丧失而摔倒，从而引发颅脑外伤；持续的低血糖可能会导致大脑遭受不可逆的损伤，甚至死亡。因此，无论是打胰岛素还是吃降糖药，擅自加减药都是不安全的。遵医嘱，把血糖水平控制在正常范围内并长期维持才是正确的做法。

如果吃得太饱，可以通过运动消耗多余的糖。

得了糖尿病，我还能吃水果吗？

很多糖友认为水果含糖量高，得了糖尿病就不能吃水果了。这其实是一个认知误区。血糖控制良好的糖友，每天吃适量水果有助于降低心血管系统疾病、消化道癌症的发病风险。

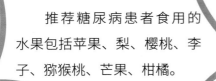

推荐糖尿病患者食用的水果包括苹果、梨、樱桃、李子、猕猴桃、芒果、柑橘。

吃起来甜的水果含糖量就一定高吗？

答案是不一定。水果的甜度除了与含糖量有关以外，还与其中所含糖的种类、有机酸的含量等有关。果糖的甜度高于葡萄糖，但是却比葡萄糖对血糖的影响小。含果糖高的水果，例如苹果、梨、葡萄、樱桃、草莓，虽然吃起来是甜的，但是升糖并不快。而有些水果吃起来酸，但是含糖量却不低，如沙棘、山楂，它们的含糖量高于大多数水果。

另外，不建议糖友们把水果榨成果汁饮用。水果榨汁后，维生素C、膳食纤维等都被破坏，导致升糖速度更快。牙口不好的糖友，可以食用质地较软的水果。

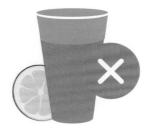

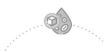

得了糖尿病，我该补充哪些维生素？

维生素，顾名思义，就是维持生命所必需的元素，是身体必需的重要营养素。对于糖尿病患者来说，下面这几种维生素非常重要，不仅有利于血糖控制、维持正常的糖代谢，还能预防多种糖尿病并发症的发生。

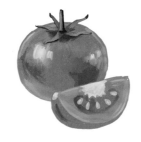

维生素 B_1

研究显示，糖尿病患者体内维生素B_1的水平低于正常人群。适当补充维生素B_1，可改善、平稳2型糖尿病患者的血糖，减少合并微量白蛋白尿患者的尿蛋白排泄。

维生素B_1可以通过食物补充，含有维生素B_1较多的食物有粗粮、西红柿、橙子、猕猴桃等。

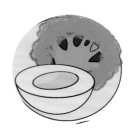

维生素 B_2

维生素B_2可以促进发育和细胞再生，影响人体对铁的吸收和能量代谢，可以帮助缓解视疲劳，消除皮肤、口腔的炎症反应。糖尿病患者由于长期进行饮食控制，很容易发生维生素B_2缺乏。

含有维生素B_2较多的食物有牛奶、鸡蛋黄、鱼、瘦肉、香菇、紫菜、生菜、动物肝脏等。

维生素 B₃

维生素B₃又叫做烟酸，有利于调节血脂、降低血磷、改善小动脉血管舒展功能和血管顺应性，对养护血管，预防动脉粥硬化及心脑血管并发症有积极作用。

富含维生素B₃的食物有粗粮、全麦制品、香菇、紫菜、鸡蛋、牛奶、瘦肉、鱼、鸡肉等。

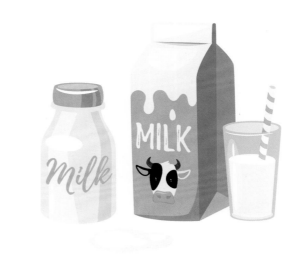

维生素 B₁₂

维生素B₁₂可减少和缓解末梢神经炎等糖尿病并发的神经病变。

富含维生素 B₁₂ 的食物主要是动物性食品，例如动物内脏、鱼类、蛋类以及乳类食品。此外，甲钴胺为维生素 B₁₂ 的衍生物，缺乏维生素 B₁₂ 的糖尿病患者可以通过吃甲钴胺来补充，预防糖尿病并发的神经病变。

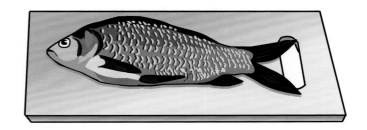

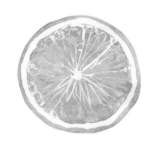

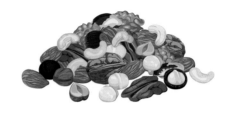

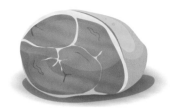

维生素 C

　　研究表明，2型糖尿病患者适当补充维生素C有助于改善血压、血糖，减轻焦虑等。

　　富含维生素C的食物主要是水果、蔬菜，例如西红柿、柠檬、青椒、西蓝花、芹菜等。

维生素 E

　　维生素E具有抗氧化的作用。糖尿病患者补充维E可降低心血管并发症、总胆固醇升高、中心性肥胖等风险。

　　富含维生素E的食物有谷物、绿叶蔬菜、新鲜水果、坚果等。

维生素 D

　　维生素D可促进胰岛素分泌，增加机体对胰岛素的敏感性，还有助于调节血脂。糖尿病并发心血管疾病的患者往往缺乏维生素D。

　　富含维生素D的食物有海鱼、牛奶、瘦肉、鸡蛋、动物肝脏等。

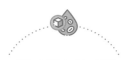

得了糖尿病，我是不是必须减肥了？

糖尿病患者不要盲目地减轻体重，而应根据每个人的自身情况，设定个体化的体重管理目标和策略。

超重（BMI24.0～<28.0kg/m²）或肥胖（BMI≥28.0kg/m²）患者的减重目标是3～6个月减轻体重的5%～10%。消瘦者（BMI<18.5kg/m²）应通过实施合理的营养计划达到并长期维持理想体重[1]。

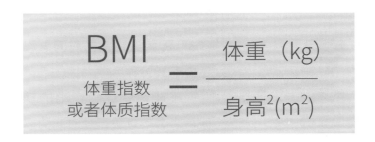

$$BMI\,(体重指数或者体质指数) = \frac{体重（kg）}{身高^2(m^2)}$$

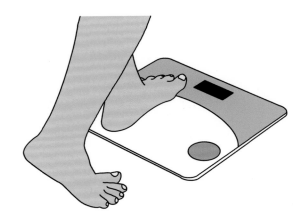

理想体重（kg）＝身高（cm）－110。

[1] 中华医学会糖尿病学分会,国家基层糖尿病防治管理办公室.国家基层糖尿病防治管理指南(2022)[J].中华内科杂志,2022,61(3):249-262.

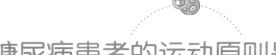

糖尿病患者的运动原则是什么?

　　运动治疗在糖尿病的管理中占重要地位,尤其对于肥胖的2型糖尿病患者来说,运动可以增加胰岛素的敏感性,有助于控制血糖和体重。糖尿病患者应根据年龄、性别、体力、病情、有无并发症及既往运动情况等,在医生的指导下开展规律的、合适的运动,循序渐进,并且需要长期坚持。

糖尿病患者总的运动原则可以概括为"13579"原则。

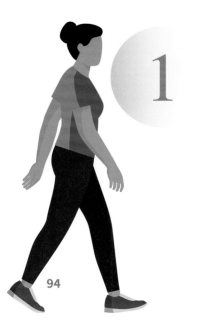

"1"即饭后1小时运动。

　　餐后1小时(从进食第一口饭开始算起)是最佳运动时间,这个时间运动既可以有效地降低餐后血糖,又可以避免运动时能量消耗引起低血糖。早餐后运动的效果是最好的,晚餐后运动可以消耗多余的脂肪。忌空腹运动。

"3"即每天运动的时间总和不少于30分钟。

　　不能耐受连续运动的糖尿病患者可以进行短时间的运动,每天累计时长达到30分钟。这样的运动也是有益的。

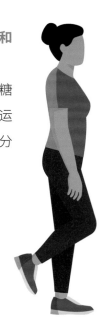

"5"即每周至少运动5天。

中青年2型糖尿病患者每周应进行不少于150分钟的中高强度的有氧运动，而对于老年患者，特别是合并有其他系统疾病的，可以用快走，散步等方式代替。

"7"即运动时的心率不应超过170－年龄。

运动的强度要适宜，进行的运动应以有点费力，呼吸心跳都加快但不急促为宜。

"9"即要长久地坚持运动。

糖尿病患者应根据自身情况找到适合自己的运动项目，在此之后需要长期坚持，随身体状况的变化调整运动方案，循序渐进并持之以恒。

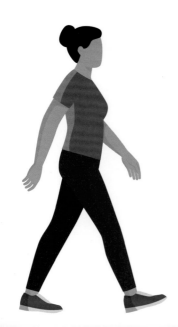
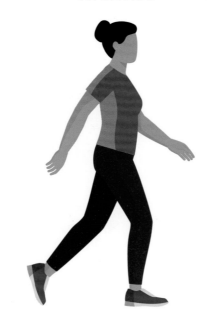
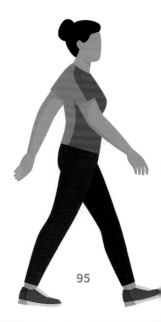

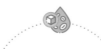

糖尿病患者适合做哪些运动?

中华医学会糖尿病学分会推荐,糖尿病患者可进行有氧运动和抗阻运动结合的混合运动。

🌿 有氧运动

有氧运动是以充足的氧气交换带动全身器官的活动,如慢跑、走跑交替、游泳、骑自行车、跳绳、楼梯等。

掌握游泳技能的糖友,夏天最好的锻炼选择就是游泳,既能降温,又能进行全身的有氧训练,一举两得。

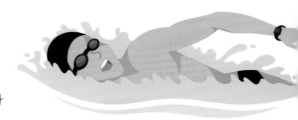

🌿 抗阻运动

抗阻运动是指肌肉主动克服外来阻力时进行的运动,如举哑铃、杠铃,仰卧起坐,卧推,深蹲,俯卧撑,平板支撑等。

《中国糖尿病运动治疗指南》提到,有氧运动和抗阻训练是糖尿病患者运动方式的良好选择。有氧运动和抗阻训练相结合的运动方式对2型糖尿病患者的血糖控制效果更好,尤其对于血糖控制不良者。糖尿病患者每周最好进行2次抗阻力运动。

🌿 柔韧性训练

糖尿病患者可能会有低血糖的情况发生，短暂的意识丧失可能导致跌倒，从而导致外伤。因此，进行柔韧性训练，即拉伸，有助于增加神经和肌肉的协调性，预防跌倒。

建议糖尿病患者每周进行2～3次柔韧性训练，拉伸程度要以肌肉被明显拉紧或感到轻微酸疼为宜。瑜伽、弹力带练习、拉力器练习都是不错的柔韧性训练。

🌿 挥拍运动

研究结果显示，挥拍运动可以使人群全因死亡率下降45%，是一种获益很大的运动，还能降低心血管疾病死亡的风险。而糖尿病患者又是发生心血管疾病的高危人群，因此，糖尿病患者非常适合进行羽毛球、网球、乒乓球等挥拍类运动。

对于老年糖尿病患者，可以进行散步、游泳、打太极拳、练习八段锦、打羽毛球、打乒乓球等相对不太剧烈的运动。近期发表的一项研究成果显示，比起健步走，练习太极拳对改善2型糖尿病合并轻度认知障碍具有更大的优势。伴随轻柔的音乐，练习一组太极拳，身心都能得到极大的放松。

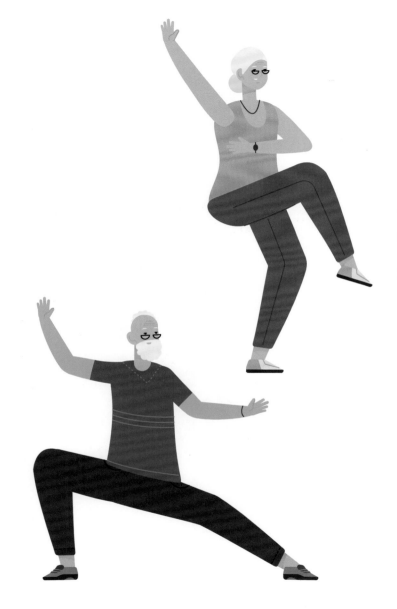

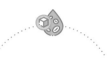

我有高血压，又确诊了糖尿病，我该怎么办？

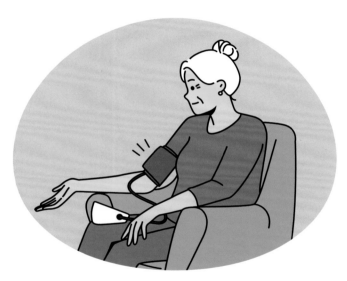

　　我国糖尿病合并高血压的患者不在少数。糖尿病和高血压都属于慢性病，只要正确使用药物，病情一般均能得到较好的控制。所以，糖友们不必担心，只要做好血压和血糖管理，选择合适的降糖药和降压药，并控制好剂量，规律服用，通常不会对正常生活造成巨大影响。

　　一般糖尿病合并高血压患者降压目标应低于130/80mmHg（1mmHg≈0.133kPa）；糖尿病伴严重冠心病或年龄在65～80岁的老年患者，可采取相对宽松的降压目标值，控制在140/90mmHg以下；80岁以上患者或有严重慢性疾病者（如需要长期护理，慢性疾病终末期），血压可控制在150/90mmHg以下。对于伴有缺血性心脏病的老年高血压患者，在强调收缩压达标的同时应关注舒张压，舒张压不宜低于60mmHg。糖尿病患者的血压超过140/90mmHg可考虑开始药物降压治疗。血压≥160/100mmHg或高于目标值20/10mmHg时应立即开始降压药物治疗，并可以采取联合治疗方案[1]。

[1] 中华医学会糖尿病学分会,国家基层糖尿病防治管理办公室.国家基层糖尿病防治管理指南(2022)[J].中华内科杂志,2022,61(3):249-262.

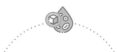

除了血糖高，我的血脂也很高，我该怎么办？

糖尿病是冠状动脉粥样硬化性心血管疾病（CHD）的独立危险因素。糖尿病患者血脂异常的发生率高于没有糖尿病的人。血脂异常是糖尿病患者并发心血管疾病的重要危险因素。因此，有效控制血脂异常是减少糖尿病患者心脑血管危险事件发生的重要干预措施。目前，临床上常用的调血脂药是他汀类，他汀类药物主要降低的是TC（总胆固醇）和LDL-C（低密度脂蛋白胆固醇），常见的有瑞舒伐他汀、阿托伐他汀、辛伐他汀等。

进行调脂药物治疗时，推荐糖尿病患者采用LDL-C（低密度脂蛋白胆固醇）和非HDL-C（非高密度脂蛋白胆固醇）同时作为目标，糖尿病合并CHD患者LDL-C应低于1.4mmol/L。糖尿病患者以非HDL-C为次要目标，目标值为相应的LDL-C目标值+0.8mmol/L[1]。

糖尿病患者同时患有高血压、高血脂的不在少数。对于此类人群，还是要建议大家要"三高共管"，即同时控制高血糖、高血压、高血脂，只有这样才能降低各类并发症的发生风险，提高生活质量。

[1] 中国血脂管理指南修订联合专家委员会, 李建军, 赵水平, 等. 中国血脂管理指南（2023 年）[J]. 中华心血管病杂志, 2023, 51(3):221−255.

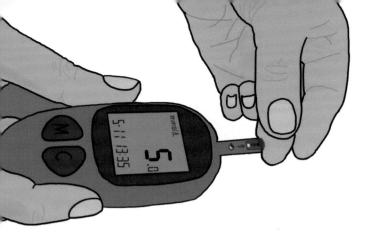

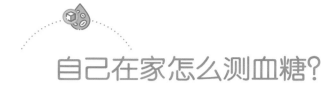

自己在家怎么测血糖？

随着科技发展，家用血糖仪的生产和普及，糖友们自己在家测血糖已经十分便捷了。大家可以在药店购买血糖仪，具体的操作方式可能会因血糖仪生产厂家不同而略有差异，但操作过程一般不复杂。糖友们拿到血糖仪后可仔细阅读说明书，按照说明书进行操作。

测血糖的时间要遵从医嘱，按每个人的病情和治疗需求来进行。一般来说，血糖测量的常见时间点有空腹、餐前、餐后2小时、睡前。糖友们根据医生的建议，在对应的时间点进行测量即可。此外，测血糖的频率其实也不是固定的，并不一定每天都要测，同样也要遵医嘱测量并记录。但使用胰岛素控制血糖的糖友需要多关注自己的血糖，谨防低血糖的发生。

家用血糖仪的使用方法如下，提供给糖友们进行参考。

>> 第一步，用温水洗手并将手擦干。

>> 第二步，拿出一张血糖试纸，插入到血糖仪中，看到屏幕上出现数字后就启动成功了。

>> 第三步，用酒精对要采血的手指进行消毒，并等待酒精自行挥发，不要用纸擦干。

>> 第四步，将采血针安装到采血笔上，用采血针轻扎一下手指，轻轻挤压手指两侧挤出血液。第一滴血挤出不用，取第二滴血用于检测。

测血糖的注意事项

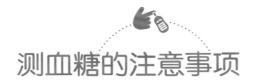

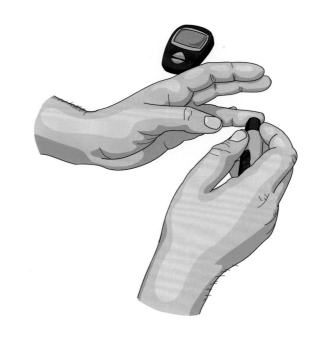

测血糖是糖友们每天都要做的事情，对糖尿病患者来说血糖监测十分重要。准确的血糖检测值能反映出近期的血糖控制情况，如有异常情况可及时调整血糖控制策略，有效降低糖尿病足、糖尿病肾病、糖尿病眼底病变等一系列并发症的发生概率，更好地管理病情。

>> 第五步，用血糖试纸沾取手指上的血液，然后用棉签按压采血部位进行止血。

>> 第六步，等待约10秒钟，读取血糖仪屏幕上的数字即可。

>> 第七步，根据测得的血糖值与正常值进行对照并记录血糖值，以便进行血糖情况的长期监测。

以下是测血糖时的一些注意事项，能帮助糖友们获得更准确的血糖值。

>> 最好在清晨6:00—8:00测量空腹血糖（保证8小时以上不摄入任何食物）。测之前不要吃早饭，更不要剧烈运动，这样测量结果才能更加真实地反映血糖状况。

>> 在测血糖时一定要选择正规的血糖仪，严格按照规范操作。不要使用过期的试纸，确保血糖仪代码与试纸条代码一致。检测前认真消毒，选择无名指指尖两侧皮肤较薄处采血，采血量要足。

>> 千万不要在测血糖的前一日过分节食。节食虽然能够得到较"理想"的结果，但这样的血糖结果并不能反映真实的血糖水平，纯属自欺欺人。

>> 餐后 2 小时血糖计时需要从吃第一口饭开始算起，2 个小时后检测。

>> 采血前须使用酒精消毒手指，等酒精自然晾干后再检测。

>> 采血用具不要重复使用，每一次采血都要用新的取血针。

>> 采血前手部自然下垂，放松。

>> 在拿取血糖试纸时，手指不要触碰吸血口和插头部位，防止污染，影响测量结果。

>> 测血糖前，要按照平时用药的方法继续用药，不能停药，这样才能及时反馈药物对血糖的控制效果。如果血糖控制不佳要及时调整药物。

>> 在冬天或是气温较低的时候，血液循环不畅，大家可以先甩甩需要采血的手臂，并揉搓手指根部一段时间，然后再采血。

>> 采血时，不要使劲挤压手指，防止组织液混入血样，影响血糖结果。

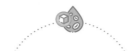

什么时候该去医院复诊?

复诊的时间主要取决于患者的病情和就医目的。

>> 如果您刚确诊糖尿病或过去糖尿病控制良好，但近来感到身体很不舒服，复查频率就得提高，一般1周至半个月复诊1次，直到病情控制良好为止。

>> 如果门诊治疗不能有效控制血糖及糖尿病并发症时，最好选择住院治疗。

>> 如果病情稳定，血糖控制良好，则可以根据医嘱，1~2个月复诊1次。

对于糖尿病患者来说，定期复诊是非常有必要的。只有定期复诊才能做到对各种并发症早发现、早治疗。

得了糖尿病，我还能不能抽烟？

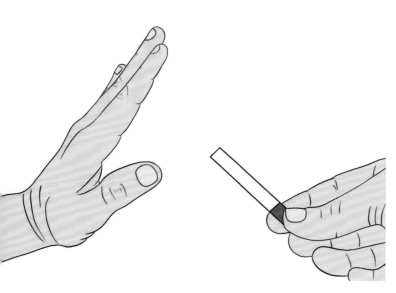

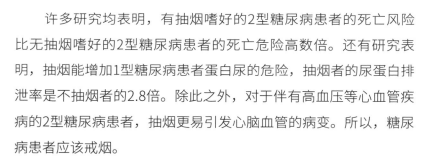

许多研究均表明，有抽烟嗜好的2型糖尿病患者的死亡风险比无抽烟嗜好的2型糖尿病患者的死亡危险高数倍。还有研究表明，抽烟能增加1型糖尿病患者蛋白尿的危险，抽烟者的尿蛋白排泄率是不抽烟者的2.8倍。除此之外，对于伴有高血压等心血管疾病的2型糖尿病患者，抽烟更易引发心脑血管的病变。所以，糖尿病患者应该戒烟。

另外，抽烟还是肺癌高危因素，是动脉粥样硬化的独立危险因子，还是多种其他恶性肿瘤、疾病的危险因素。抽烟对呼吸系统、心血管系统、消化系统等均有不良影响。可以说，抽烟有百害而无一利。在此呼吁各位糖友及其身边的家人、朋友戒烟。戒烟不仅是为了自身健康，也为了家人、朋友的健康。

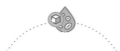

得了糖尿病，我还能喝酒吗？

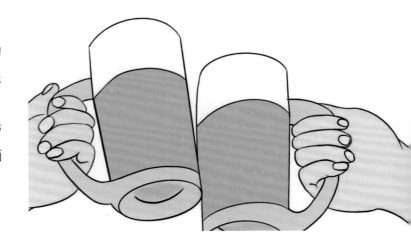

　　流行病学调查研究表明，饮酒和2型糖尿病的发生、发展有一定的联系[1]。有研究结果显示，任何剂量的酒精摄入都会增加男性2型糖尿病的患病风险；但对于女性在日酒精摄入量低于10g的情况下反而可降低2型糖尿病的患病风险，但高于10g则会增加患病风险[2]。

　　但是饮酒本身就是多种疾病的危险因素，饮酒还会给肝脏带来负担。建议各位糖友们不要饮酒。"小酌"并不怡情，不饮酒才是对自己的身体健康负责任的行为。

[1] 张玉超, 张智淮, 刘良禹, 等. 低剂量酒精摄入对不同性别 2 型糖尿病小鼠的影响 [J]. 中国酿造, 2022,41(09):43−48.

[2] Griswold M G ,Fullman N ,Hawley C. Alcohol use and burden for 195 countries and territories, 1990—2016: a systematic analysis for the gloal burden of disease study 2016[J]. Lancet, 2018, 392(10152):1015-1035.

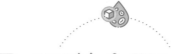

食用"无糖食品"要谨慎

无糖食品，真的是一点糖分都没有吗？答案是否定的。

无糖并非"零含糖"。市面上出售的无糖食品或者药品并非是零含糖的食品。部分标注"无糖"的食品或者药物都是用高效甜味剂，如安赛蜜等，代替了原本的糖类。这些甜味剂的甜度是糖类的数百倍。例如，40g蔗糖的甜度只需要0.3g甜味剂就能够实现。

食品药品监督的相关法规规定，只要每 100g 固体食品或者每 100mL 液体食品中的含糖量不高于 0.5g，就可以标注为无糖食品。

由此可知，市面上售卖的"无糖食品"并非真正无糖，糖尿病患者仍需要控制这类食品的摄入。

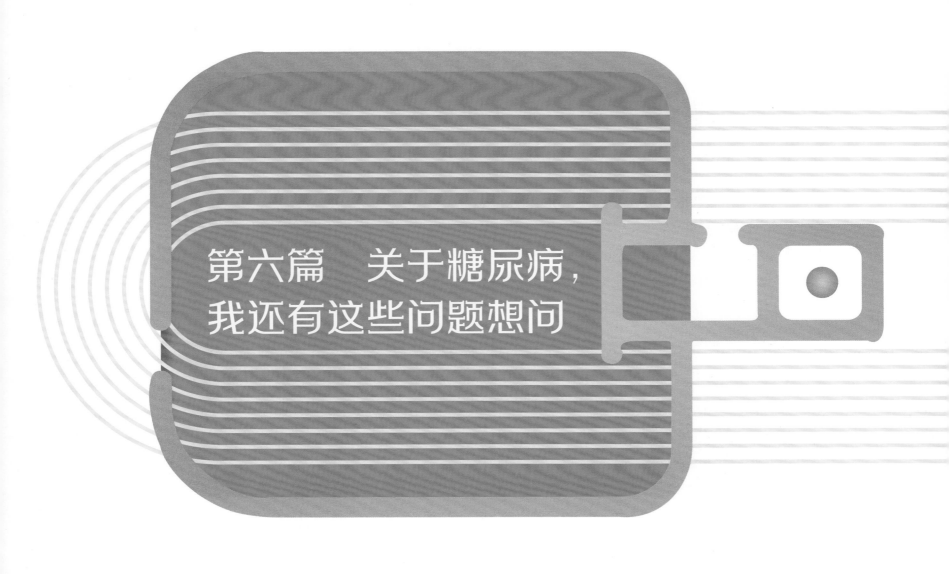
第六篇　关于糖尿病，
我还有这些问题想问

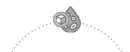

得了糖尿病，吃中药好还是吃西药好？

　　"得了糖尿病，吃中药好还是吃西药好？"关于这个问题一般没有明确答案，只要遵从医嘱，选用合适自己的治疗方案，糖尿病一般都能得到较好控制。

　　值得注意的是，糖尿病本身是可以通过药物治疗得到很好控制的，但是糖尿病的一些并发症和伴发病，如视网膜病变、糖尿病足、肥胖、便秘、高血压、高血脂等，均会给糖尿病患者的生活带来很大困扰。所以，无论是吃中药还是吃西药，都要注意在控制血糖的同时对糖尿病并发症进行防治。

　　一般而言，西药，如直接注射胰岛素、服用胰岛素增敏药物等均能对血糖控制起到明显疗效，糖尿病患者还可以通过服用中药调整全身状况，如调理肠胃、通便等。对于糖尿病的控制和长期管理来说，不可忽视西药在血糖管理上的优势，也不可否认中药对于糖尿病并发症防治上的全面性。

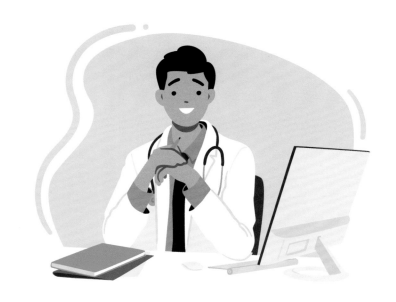

　　各位糖友可以在医生指导下，根据自己的身体状况选择吃中药还是吃西药，也可以选择中西医结合的方式治疗。

当糖尿病遇上便秘

便秘是2型糖尿病患者较为常见的胃肠道并发症之一，常让糖尿病患者有苦难言。国内研究表明，糖尿病患者中约25%的患者合并便秘。

糖尿病患者便秘以排便的间隔时间延长，或间隔时间不延长但是排便困难为特点。糖尿病合并便秘的患者普遍存在肠道菌群紊乱的情况，且便秘会影响一部分口服药物的吸收，使血糖更加难以控制。此外，便秘还会引起腹痛、腹胀、脱肛等消化系统疾病，用力排便甚至会导致心脑血管意外等严重并发症，增加患者的痛苦与经济负担。因此糖尿病便秘的评估和治疗，不仅是控制血糖的关键，也是减少相关并发症、提高患者生活质量的关键[1]。

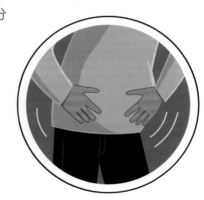

对糖尿病患者的便秘的治疗提倡采取综合措施，在控制血糖的基础上，针对导致便秘的原因及症状采取相应措施。不要乱用泻药，以免因长期服用通便药，出现依赖性[2]。预防便秘，糖友们可以从以下几个方面入手。

[1] 朱立萍, 林嘉鳞, 何珂, 等 .2 型糖尿病合并便秘相关因素分析 [J]. 中国卫生标准管理 ,2022,13(17):194-198.
[2] 向旭, 朱海杭 . 糖尿病便秘的发病机制及治疗进展 [J]. 临床消化病杂志 ,2013,25(04):251-252.

>> 血糖控制是关键。将血糖控制平稳可以减少或延缓自主神经病变。糖友们在日常生活中要加强血糖监测，在血糖波动较大时及时就医调整降糖药，以控制血糖达标。

>> 加强体育锻炼。运动有可以增强肠蠕动，还可以按揉腹部，每日做收腹提肛运动，增强盆底肌的力量，以提高排便能力。养成每日定时排便的习惯，不要憋大便，在有便意时及时寻找厕所，为直肠减轻压力，防止便便在直肠内待得太久，水分被吸收，使大便难解。

>> 制订合理的饮食方案。糖尿病患者应该食用低糖低脂高纤维素饮食，少食多餐，合理分配餐次，可将每日摄入能量分5～6次进食。多吃水果、蔬菜，多饮水可使大便松软。

>> 药物治疗。B族维生素，如甲钴胺、维生素B_1等对糖尿病自主神经病变有一定作用；莫沙必利片等胃肠促动力药可增加肠蠕动，从而使患者的排便次数增加；开塞露、乳果糖等可润肠通便，缓解便秘患者的排便困难。

>> 中药对治疗便秘也有一定的疗效。

>> 合理使用益生菌。便秘患者肠道内常常缺乏双歧杆菌，补充益生菌后，不仅能调节肠道微生态，而且还可以促进肠道平滑肌收缩，有利排便。现在市面上有很多益生菌产品，糖友们可以根据自己的需求自行选择。另外，酸奶中含有大量乳酸杆菌，建议糖尿病患者选择无糖酸奶来预防便秘。

>> 便秘是很多糖尿病患者的难言之隐，严重影响着自己的生活，却又不好意思对别人开口倾诉，于是很多糖友产生了抑郁、焦虑情绪。长期处于焦虑状态下，肠蠕动会减慢，反而加重了便秘。对由焦虑、抑郁引起的便秘采用心理辅导、心理疗法和精神药物治疗能取得较好的疗效。

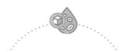

得了糖尿病，我每天都很焦虑怎么办？

很多糖友在确诊糖尿病后，心理上难以接受，情绪低落，甚至影响到正常的工作、生活。这样的状态对于糖尿病的长期管理其实是不利的。大家可以从以下几个方面入手，减轻精神压力，保持心情愉悦。

>> 对糖尿病有正确的认识。糖尿病虽然不可治愈，但是及时就医，发现并改善自己生活中一些导致糖尿病和促发糖尿病并发症的生活方式和习惯，进行药物和生活方式干预，病情能得到很好的控制。

>> 积极地管理自己的生活，包括监测血糖、合理安排饮食、控制体重、启动运动治疗、规律作息等。

>> 做好力所能及的事情，获得自我认同。对于糖尿病患者而言，规律使用药物一般不影响正常生活，所以，糖友们不要觉得自己得了糖尿病就怨天尤人，什么事也不干。自己注射胰岛素、按时服用药物就是控制病情的良好开端。做家务也是不错的选择，不仅能够体现价值还能锻炼身体。

>> 多出门走走，多与人交流。糖友们不要每天窝在家里，出门散散步、呼吸新鲜空气可以使身心得到放松。糖友之间也可以多交流，互相鼓励，互相督促。

什么是糖尿病足?

　　糖尿病足是指糖尿病患者下肢踝关节以下出现的不同程度的血管病变和神经异常，皮肤和深层组织被破坏，严重者可累及肌肉和骨组织；糖尿病患者抵抗力低下，故糖尿病足常易合并感染。主要表现为休息痛（不走路时也痛）、间歇性跛行、肢端溃疡坏疽。据联合国数据统计，全球每30秒钟就有一人因糖尿病而被截肢。糖尿病足似乎是很多糖友在确诊糖尿病后最担心发生的并发症。

　　糖尿病足的危害可谓是十分严重，不仅影响患者及其家属的生活质量，而且治疗费用高，造成了沉重的家庭和社会经济负担。糖尿病足早期有什么症状吗？如果及时发现治疗，是否会有不一样的结局呢？

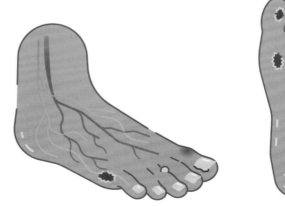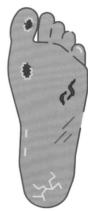

糖尿病足早期主要有以下三个症状。

🌿 腿脚麻木、发凉

这是由于患者血糖控制不佳，导致血管病变，下肢血管供血不足，血液循环不通畅引起的。

🌿 腿脚红肿胀痛

长期高血糖状态会使血液黏度增加。随着病情进展，发生血管炎症，使血管不通畅，组织液生成形成下肢水肿。当水肿液累积到一定量时，就会引发疼痛。

🌿 间歇性跛行

这也是由于血糖控制不良引发的血管炎症，导致患者下肢血供不足，行走时就会感到腿脚麻木、疼痛，休息后能得到缓解。

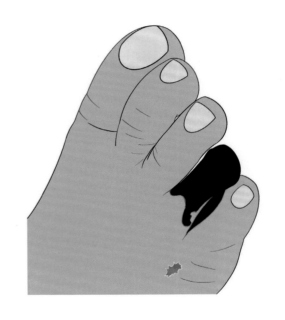

如果出现了以上三个症状，一定要及时到医院就诊，积极控制血糖，恢复脚部血液循环，防止感染，避免病情发展。

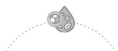

得了糖尿病都会发展成糖尿病足并最终被截肢吗?

　　大家一定听说过"某某某得了糖尿病足截肢了，以后只能天天坐轮椅了"这样的传闻。其实，糖友们不必太过担心，得了糖尿病并不一定会发展为糖尿病足，糖尿病足只是糖尿病患者的病情发展到比较严重的阶段才会出现的并发症。所以，糖友们只要在医生的指导下积极地治疗糖尿病，平时注意保护双足，是可以避免糖尿病足的。

　　预防糖尿病足最关键的就是要控制好血糖。所以，糖友们平时一定要遵医嘱接受治疗，注意监测血糖，血糖居高不下时要及时调整治疗方案。注意清淡饮食，进行体育锻炼，促进血液循环，增强体质，不熬夜，戒烟戒酒。保持足部卫生，穿舒适的鞋袜。

　　只有将血糖控制好才能帮助糖尿病患者减少各器官、系统的并发症，实现长期带病生存。

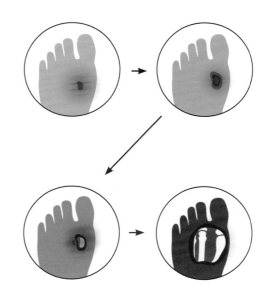

什么是糖尿病性视网膜病变?

　　糖尿病性视网膜病变（DR，diabetic retinopathy）是一种常见的视网膜血管病。病程较长的糖尿病患者常常合并有不同程度的视网膜病变，DR是40岁以上人群的主要致盲眼病之一。病变早期，患者常常没有自觉症状，病变累及黄斑后就会开始出现同程度的视力减退。

　　糖尿病性视网膜病变的治疗根据患者所处时期不同而有不同的治疗措施。为防止糖尿病性视网膜病变的发生，糖友们日常要监测、管理好血糖，控制高血压，定期到医院进行眼底检查，早期发现病变，及时干预。

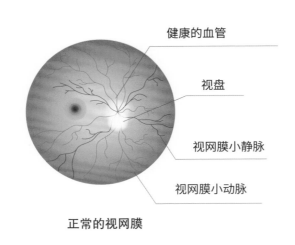

健康的血管

视盘

视网膜小静脉

视网膜小动脉

正常的视网膜

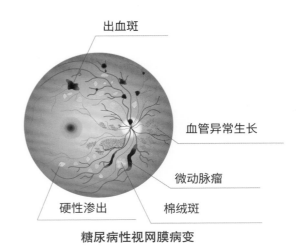

出血斑

血管异常生长

微动脉瘤

硬性渗出

棉绒斑

糖尿病性视网膜病变

我的糖友做了白内障手术，我也需要做吗?

白内障是指晶状体透明度降低或颜色改变，从而改变眼的折光能力的一种退行性改变。多种因素都可以因改变晶状体代谢而诱发这种病变，糖尿病是其中之一。白内障主要表现为视力下降、眩光、视野缺损、色觉改变、对光敏感度下降等。

最常见的白内障类型其实是年龄相关性白内障，这主要是由于晶状体老化导致的，但也有糖尿病性白内障，主要见于1型糖尿病的青少年患者。如果在糖尿病性白内障的早期对白内障进行积极治疗，部分晶状体混浊可消退，视力也可以有一定程度的改善。

那白内障发生后到底要不要做手术呢? 这取决于病情进展和基础疾病控制情况。对于患有糖尿病的白内障患者，想接受手术治疗不仅要眼部条件允许，血糖也要控制达标。因为手术本身就是一种应激状态，会导致糖皮质激素（升糖激素）分泌增多，所以如果术前没有控制好血糖，术中就容易发生急性的代谢紊乱，严重时会危及生命。

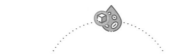

什么是糖尿病肾病？

糖尿病肾病是糖尿病导致的慢性肾脏疾病的重要类型之一，是一种糖尿病的微血管病变并发症，是终末期肾衰竭的重要原因，多见于10年以上病程的糖尿病患者，也是导致1型糖尿病患者死亡的主要原因。在2型糖尿病患者中，糖尿病肾病的危害性仅次于心脑血管疾病。

糖尿病肾病早期患者常无自觉表现，仅能通过糖尿病并发症早期筛查发现微量蛋白尿，经积极治疗，部分患者微量蛋白尿的情况可好转。而病变一旦发展，会比其他肾病更快进入到晚期。当糖尿病肾病发展为终末期肾衰竭时，不管是透析治疗还是肾脏移植，其预后都远差于其他肾病。

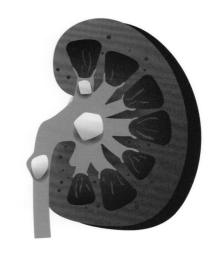

因此，糖尿病患者一定要养成定期体检的习惯。在早期发现各种并发症并及时干预才能阻止病情发展恶化。

要想预防糖尿病肾病的发生，糖友们需要在医生的指导下控制好血糖、血压，调节血脂，健康饮食，适当进行体育锻炼，戒烟戒酒，保护好我们的肾脏。

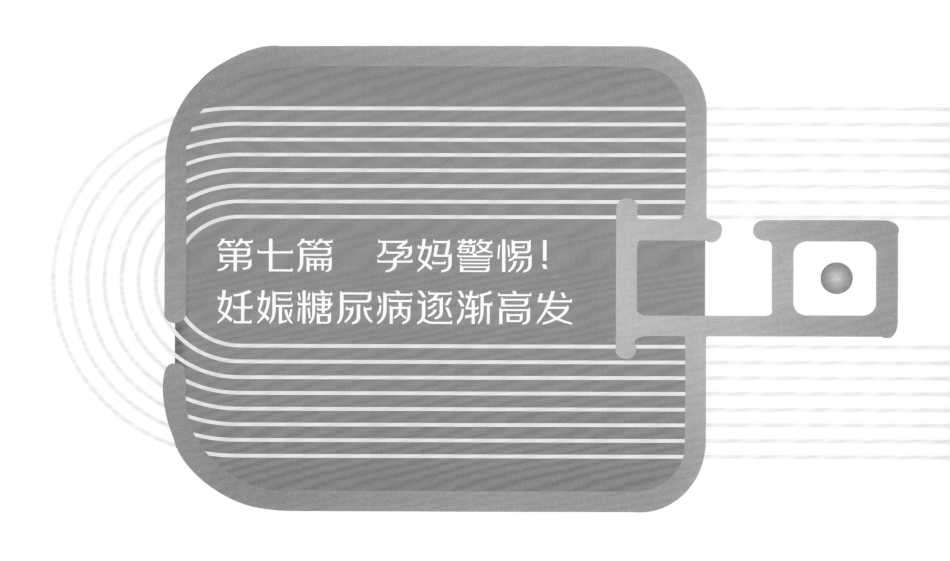

第七篇　孕妈警惕！
妊娠糖尿病逐渐高发

什么是妊娠糖尿病?

妊娠期糖尿病(GDM)是妊娠期最常见的并发症之一,是指在妊娠期间首次诊断或确认的糖耐量异常,属于特殊类型的糖尿病,为妊娠诱发。随着生活水平的提高,孕妇往往会大量补充营养,进而导致出现了糖尿病的症状。

妊娠期间的糖尿病有两种情况,一种是怀孕前就已经患有糖尿病,然后在糖尿病的基础上妊娠,这种情况被称为糖尿病合并妊娠。另一种是怀孕前血糖正常,怀孕后才出现血糖升高的情况,这种情况被称为妊娠糖尿病。

最新数据显示,妊娠糖尿病的发病率已达19.9%,平均每5位孕妇中就有1位患病。

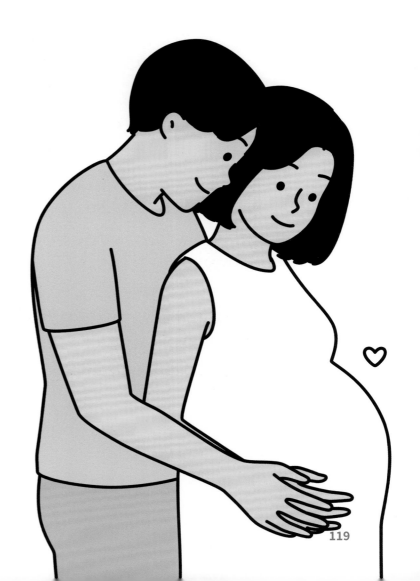

119

妊娠糖尿病的诊断标准是什么？

妊娠期糖尿病的诊断分为孕前糖尿病（PGDM）的诊断和妊娠期糖尿病（GDM）的诊断。

孕前糖尿病的诊断

对怀孕前未进行过血糖水平检查的孕妈妈都应该在首次产检时进行空腹血糖测定。若有以下情况的孕妇可诊断为孕前糖尿病：

>> 妊娠前已确诊为糖尿病。

>> 首次产检时达到以下任何一项诊断标准：①空腹血糖（FPG）≥7.0mmol/L；②75g口服葡萄糖耐量试验（OGTT）服糖后2小时血糖水平≥11.1mmol/L（妊娠早期不推荐做此检查）；③任意血糖≥11.1mmol/L同时伴有典型的高血糖或高血糖症状危象（如酮症酸中毒、口干、心率加快、胸闷气短等）；④糖化血红蛋白（HbA1c）≥6.5%。

🌱 妊娠期糖尿病的诊断

所有没有被诊断为孕前糖尿病和妊娠期糖尿病的孕妇，都应该在孕24～28周时进行75gOGTT检查。

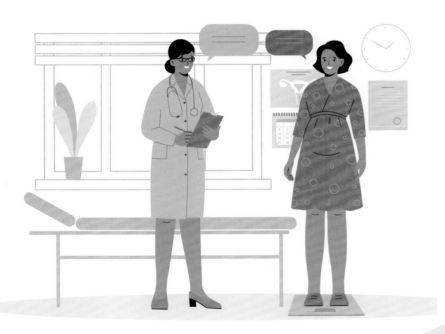

>> 空腹血糖以及饮用糖水后1小时、2小时的血糖水平应分别低于5.1mmol/L、10.0mmol/L、8.5mmol/L。三项血糖值中任意一项达到或超过上述血糖水平即可诊断为妊娠期糖尿病。

>> 对于有妊娠期糖尿病高危因素的孕妈妈，若妊娠24~28周时空腹血糖水平≥5.1mmol/L，则不必进行75gOGTT也可确诊为妊娠期糖尿病。

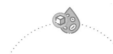

妊娠期糖尿病的高危因素有哪些?

妊娠期糖尿病的高危因素有:

>> 孕妇因素，包括高龄产妇（孕妇年龄≥35岁）、孕前超重或肥胖、患有多囊卵巢综合征、孕前有糖耐量异常。

>> 遗传因素，如孕妇有糖尿病家族史。

>> 既往妊娠被诊断为妊娠期糖尿病，有巨大胎儿分娩史、羊水过多和胎儿畸形史，有不明原因的流产、死胎、死产史。

>> 本次妊娠异常，如胎儿生长大于孕周、羊水过多、反复的阴道假丝酵母菌感染等。

妊娠糖尿病有哪些危害?

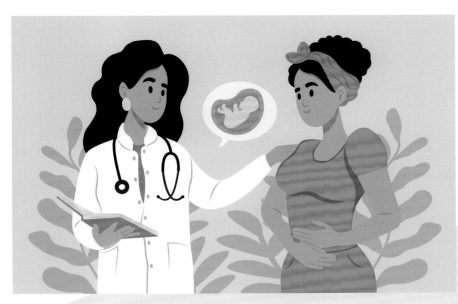

妊娠糖尿病对母儿的健康均有较大危害，可能导致胎儿生长受限、胎儿畸形、胎儿窘迫、胎死宫内等情况，故应予以重视。如果发现血糖水平异常应及早进行干预。

另外，母亲孕期患糖尿病其孩子也容易患糖尿病。同一位母亲孕期血糖正常所产下的孩子相比，孕期患有糖尿病所生下的孩子拥有更大的体重指数。因此，在怀孕期间有效控制孕妈咪的血糖，是对子代糖尿病进行预防的有效手段。

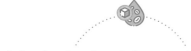

被确诊为妊娠糖尿病怎么办?

确诊妊娠期糖尿病后,应该对妊娠期的血糖水平进行监测及控制。

>> 血糖控制目标:餐前血糖≤ 5.3mmol/L,餐后2 小时血糖≤ 6.7mmol/L,夜间血糖≥ 3.3mmol/L,糖化血红蛋白(HbA1c)< 5.5%。

>> 首选饮食控制及运动疗法。少食多餐,每日分5～6餐进食,尽量选择低GI(血糖生成指数)的食物,限制单、双糖及油脂含量高的食物摄入。运动可以降低妊娠期基础胰岛素抵抗,饭后进行30分钟左右的中等强度运动对孕妈和胎儿没有不良影响。

>> 做好血糖监测,根据医生要求增加产检的次数。

>> 经饮食控制无效的孕妇首先推荐使用胰岛素治疗,胰岛素用量根据个体情况而定。妊娠糖尿病一般不采用口服降糖药物治疗。

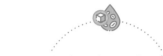

怀孕了还能打胰岛素吗？

怀孕了也能打胰岛素吗？打胰岛素会伤害宝宝吗？相信这是很多孕妈妈关心的问题。

医学界经长期研究发现，由于胰岛素无法通过胎盘屏障，对于胎儿影响较小，安全性相对较高[1]。因此，临床上推荐应用胰岛素来控制血糖，其中门冬胰岛素是唯一被FDA批准并推荐的，可以用于妊娠期的胰岛素，其血糖控制及安全性被临床所认可[2]。

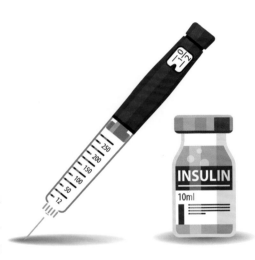

也有研究认为二甲双胍联合胰岛素治疗妊娠期糖尿病能取得较好的血糖控制效果，可以减少母儿不良妊娠结局发生。但是，医学界已经认识到，二甲双胍可以通过胎盘到达胎儿体内，导致胎儿体内的血药浓度较高[3]。所以，目前我国妊娠糖尿病的一线用药还是胰岛素。经饮食控制和运动疗法难以达到理想的血糖控制效果的"糖妈"可以放心注射胰岛素制剂。

[1] 桑素玲，张宁芝.妊娠期糖尿病孕妇年龄与围生期结局关系 [J].中国计划生育学杂志,2021,29(3):591-594.

[2] 吴雅娟.二甲双胍联合胰岛素对妊娠糖尿病患者血糖及妊娠结局的影响 [J].中文科技期刊数据库 (引文版) 医药卫生 ,2023(3):62-64.

[3] 陈熹，张柳婧，董远，等.二甲双胍与胰岛素对妊娠糖尿病母结局的 Meta 分析 [J]. 中国妇幼健康研究 ,2018,29(3):328-333.